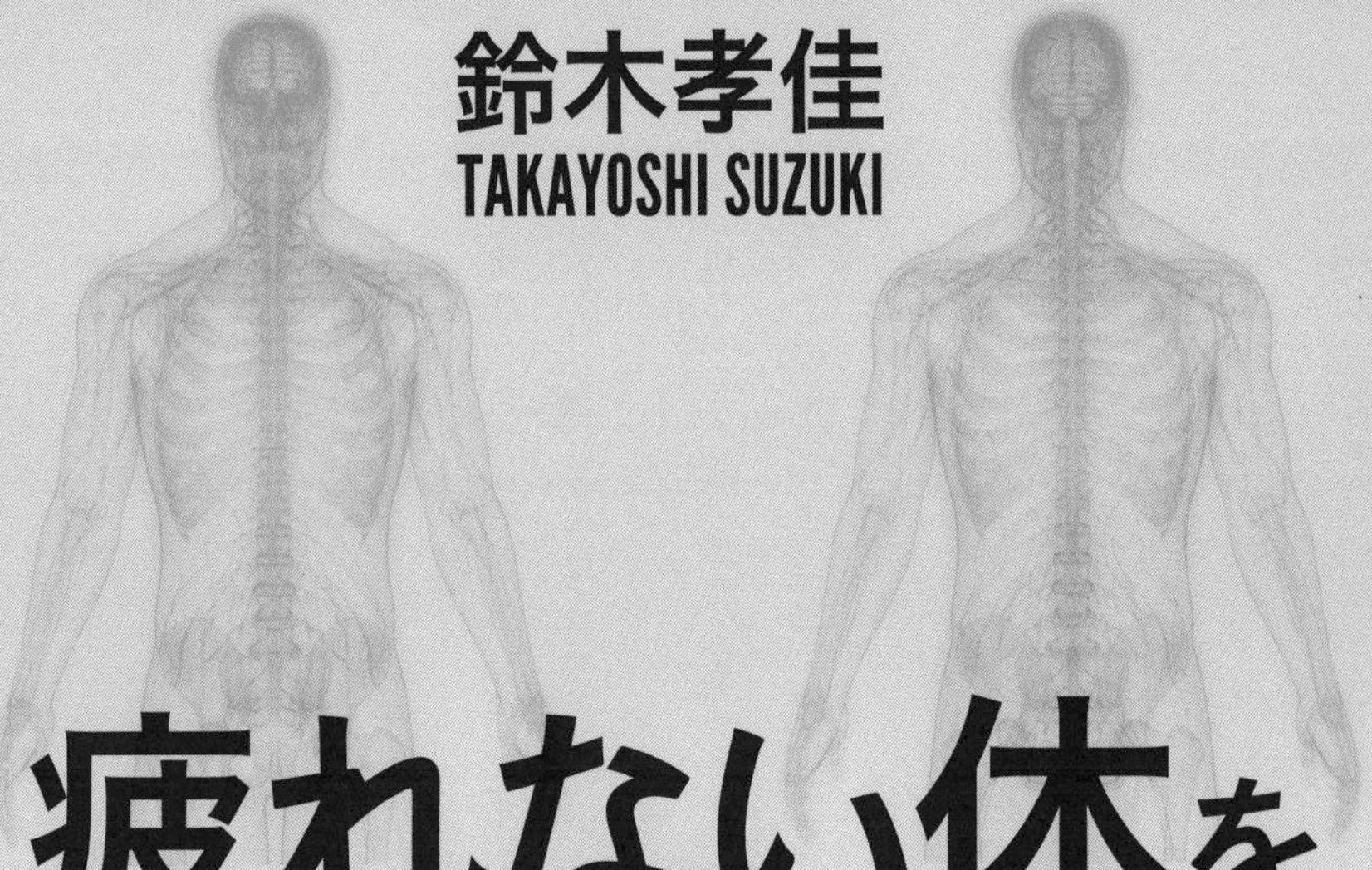

鈴木孝佳
TAKAYOSHI SUZUKI

疲れない体を脳からつくるボディハック

THE BODY HACK

イースト・プレス

はじめに

「朝起きたら、すでに疲れている」
「1日中ずっと体がだるくて、集中できない」
「休日は寝て過ごしているのに、体力が回復しない」

本書は、こうした脳と体の不調を根本から改善し、**ヒト本来の力を回復させることで「疲れない体」を手に入れる**ための本です。

現代社会において、「病院にかかるほどではない不調」を抱える人は年々増えています。この原因としては「仕事が忙し過ぎるから」「ストレスが多いから」「栄養状態がよくないから」と、さまざまなものが挙げられるでしょう。しかし、見落とされがちですが、じつは1つ重大な原因があるのです。

それは、「**私たちの体は20万年前からほとんど変化していないのに、生活スタイルだけが劇変してしまっている**」ということです。[※注]

通勤やオフィスワーク、スマホ依存といった現代の環境の中で、ヒト本来の身体機

[※注] AFP BB NEWS「現生人類、ボツワナで20万年前に誕生 DNA分析で特定」
https://www.afpbb.com/articles/-/3251885

能が麻痺してしまい、その歪みが「不調」という形で現れているのです。

突然ですが、あなたは「片足立ち」ができるでしょうか？　しかし、これはあなたの脳と体「バカにするな」と思われてしまったらすいません。しかし、これはあなたの脳と体の状態を確かめるためのテストの1つです。

いま周りに十分なスペースがあり、危険な障害物などがなければ、ぜひ試してみてください。

右足を前に浮かせ、膝を直角に曲げてバランスをとり、20秒間倒れずにいる。これは90％の確率でクリアできると思います。

さて、それでは、目をつぶってみるとどうでしょうか？

途端に体はグラグラと揺れ、多くの方がバランスを崩して足をついてしまうでしょう。

これは体の平衡感覚をチェックするテストで、健康な脳と体なら、目をつぶっても余裕をもって20秒以上倒れずにいられます。できなかった人は脳と体の結びつきが弱っている可能性が高いです。

では、脳と体の結びつきを回復させるにはどうすればいいのでしょうか。

「運動すればいいんじゃない？」と思われる方も多いことでしょう。

ひねりがなくて申し訳ないのですが、じつはそれが正解です。しかし、「ただ運動すればいい」わけではありません。

最近ブームになっている筋トレ、ストレッチ、マッサージは、じつは脳と体の結びつきを回復させるには不十分です。筋トレは体に不自然に負荷をかける行為なので、うまく行えなければ不調は悪化し、ストレッチとマッサージはあくまで不調の対症療法です。不調を根本的に改善するには、ただ運動するのではなく、体（ハード）を「**正しい使い方で、正しく動かす**」しかありません。そのために、体の使い方を決めている脳（ソフト）へアプローチをかけるのです。


「どういうこと？？」という、ごもっともな疑問にお答えしていきますね。

まず、ヒトは「①体から脳への刺激→②脳で刺激を処理→③脳から体への信号→④体の行動」というサイクルで動いています。いわば脳は体のソフト、ＯＳです。

従来の筋トレ、ストレッチ、マッサージは、「筋肉が弱いから鍛える」「体がかたいからストレッチする」「凝っているからマッサージする」というように、主に「④体の行動」の結果で生じた不調のみを解消するものでした。しかし、運動不足の現代人の生活では、体から脳への刺激に不足・偏りがあるため、①から問題が生じているのです。ソフトがバグを起こしていれば、当然ハードにもバグが現れます。そのため、④のみへの対症療法では、この〝不調の循環〟を止めることはできないのです。

体の不調を根本的に解決するには、**脳が司る「①〜③」の過程を改善し、ソフトをアップデートする必要があります。**それによって、脳と体に発生したバグを解決し、本来の体

ヒトの体が動く仕組み

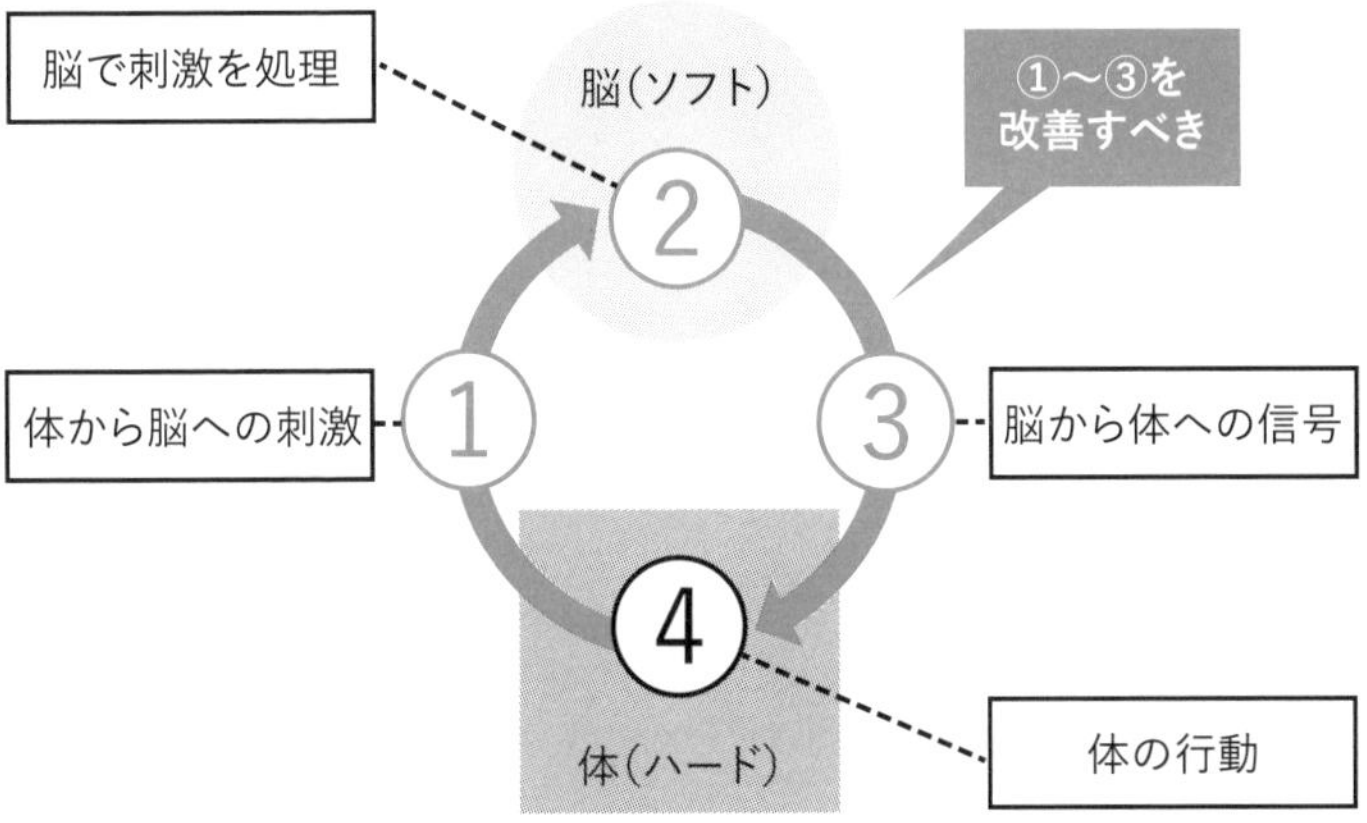

の動かし方を取り戻すことができるのです。

先ほど紹介した「片足立ち」のテストを例にすれば、脳の「前庭」や「小脳」といった部分へ適切な刺激を与えることができれば、目をつぶっても20秒以上立ち続けることが可能になります。

それを実現するためのメソッドが、脳から体を変える「ボディハック」です。

ボディハックの土台になっているのは、脳科学や解剖学、生理学などの最先端の科学的知見です。それらは国内ではまだ浸透していないのですが、世界のトップトレーナーたちが実践しているメソッド群にも採用されています。ボディハックは、それらをもとに私が実践しやすいようアレンジしたものです。

自己紹介が遅れましたが、私はパーソナル・トレーナーとして、これまで8000人を超える人々の体の不調を根本的に解決してきました。

パーソナル・トレーナーは、マンツーマンで栄養からトレーニングまでを指導し、クライアントが抱える体のトラブルに一緒に向き合い、解決していく仕事です。しかし、私もはじめから根本的な解決ができていたわけではありませんでした。たとえば、クライアントの「膝が痛い」という問題に対し、昔は私も膝を中心にしたトレーニングやマッサージで対処していました。しかし、そうした処置で一時的に痛みが和らいでも、しばらくするとまた痛み出してしまいます。

通常であれば、痛むたびに通ってもらうことになるのでしょうが、私はこうした問題を「どうにかして根本的に解決したい」と、試行錯誤を繰り返しました。そのうちにたどり着いたのが、**「脳（ソフト）と体（ハード）の関係性」**だったのです。そこから海外の最新情報を取り入れながら、脳科学を学び、人体解剖を経験し、脳から体にアプローチする根本的な解決法を実践してきました。

それらの一部は、TwitterやYouTubeを通じても発信しています。とくに、１４２ページでご紹介する「セラタススクワット」はTwitterで10万ＲＴ、48万いいねと大きな反響をいただきました。

こうしたトレーニングの理論と実践法を、初めて体系立ててまとめたのが、本書『疲れない体を脳からつくる ボディハック』です。

本書は次のような構成になっています。

まず第1章では、現代人の疲労の仕組みを、脳と体の関係性から解き明かしていきます。

つづく第2章では、ボディハックがどうして人体に有効なのか、最新科学の知見を交えてその理論を解説していきます。

そして第3章では、あなたの脳と体のどこにバグが起こっているのか、簡単な「ボディチェック・テスト」で確かめていきます。

いよいよ第4章では、テストで明らかになったバグを解決すべく、「ボディハック・トレーニング」へと進んでいきます。

最後の第5章では、ボディハックの効果を倍増・持続させるために、健康オタクの私が実践している習慣術を紹介します。

本書で紹介するトレーニングは、すべて「一人で」「自宅で」「簡単に」行えるものを厳選しました。体力に自信のない方も安心して取り組んでいただけます。

さて、それではいよいよボディハックのスタートです。

本書は、体の不調に悩む方、健康な体になってパフォーマンスを上げたい方に向けて、私がこれまで蓄積してきた理論と実践法を凝縮した1冊になっています。

ぜひあなたもヒト本来の機能を取り戻し、疲れ知らずで、いつも調子がいい体を手に入れてください。

疲れない体を脳からつくる　ボディハック　目次

はじめに……002

第1章 現代人の脳と体は細胞レベルで疲れている

人はなぜ疲れるのか？……018

不健康現象① 過呼吸

現代人の深刻な酸素事情……024
じつは酸素よりも重要な「二酸化炭素」……026
呼吸と姿勢は密接につながっている……029

不健康現象② 口呼吸
口は呼吸するための器官ではない……032
口呼吸は万病の元……037

不健康現象③ 刺激の偏り
「刺激不足」が不調を招く……040
「刺激過多」も不調を招く……046

不健康現象④ 体が迷子
自分の体がどこにあるのかわからない？……050

ボディマップを更新する …… 053
コラム① 糖質制限で脳は弱る? …… 059

第2章 最新科学で明らかになった脳と体の関係性

ボディスキーマ＝ヒトの根幹である「身体図式」…… 066
3つの感覚を鍛えれば不調は改善される …… 069
運動によって、脳と体はチューニングされる …… 072
小さくても超重要な小脳 …… 076
ちょっとしたことから始めよう …… 079
コラム② スマホと脳の危険な関係 …… 084

第3章 自分の体の現在地を知るボディチェック・テスト

体の現状を把握しよう …… 092

呼吸編
❶ 息止め …… 098
❷ ロールアップ …… 100
❸ 拡張テスト …… 102

ボディスキーマ編
❶ 指鼻タッチ …… 104
❷ 指指タッチ …… 106
❸ 肘膝タッチ …… 108
❹ 閉眼片足立ち …… 110
❺ タンデムVOR …… 112

第4章 疲れない体を脳からつくるボディハック・トレーニング

小脳編
❶ タップテスト …… 116
❷ クラップテスト …… 117
❸ 早口言葉（パタカ） …… 118

改善の順番とレベル分け …… 120
ボディハック・トレーニングの実践法 …… 123
トレーニングのフォーマットについて …… 128

呼吸編
Ⓐ ラテラルストレッチ …… 130
Ⓑ ブレッツェル …… 132
❶ クロコダイル・ブリージング …… 134
❷ ダンゴムシ・ブリージング …… 136

❸ ローオブリークツイスト …… 138
❹ ベリーリフト …… 140
❺ セラタススクワット …… 142

筋肉と関節編

❶ ソラシックスワイプ …… 146
❷ ヒップリフト …… 148
❸ カールアップ …… 150
❹ デッドバグ …… 152
❺ デッドリフト …… 154

前庭感覚編

❶ ローリング …… 158
❷ ローリングライクアボール …… 160
❸ クローリング …… 162
❹ ハーフニーリング …… 164
❺ シングルレッグタッチ …… 166

ボディハック・トレーニングを継続するコツ …… 168
全部できたら、次はなにを目指すべき? …… 174

コラム④ 筋トレは軽々しくすべきでない？……177

第5章 ボディハックの効果を倍増させる戦略的健康習慣

運動編……182
睡眠編……189
食事編……195
冒険編……203
コラム⑤ 体が柔らかいのは、はたしていいこと？……207

おわりに……212
主な参考資料……215

第1章

現代人の脳と体は細胞レベルで疲れている

この章では、現代人の疲労のメカニズムを解説し、それが顕著に現れている4つの「不健康現象」を紹介していきます。1つでも当てはまっている方は要注意ですが、それを解消するのが本書の目的ですので、どうか安心して読み進めていってください。

人はなぜ疲れるのか？

現代人特有の疲労の正体

現代生活には、疲れる要因があふれています。多くの方は「朝から晩までデスクワーク、寝る時間も少なく、食事は外食中心」という生活を送っているのではないでしょうか？ ストレス、運動や睡眠の不足、栄養の偏り、単調な日々の繰り返し。これは、まさに〝不健康〟そのものです。

健康の基本は「運動・栄養・休養」。運動することでさまざまなホルモンが分泌され、その働きで睡眠中に脳内のストレス物質が除去されます。そのため、仕事でストレスを溜めながら運動と睡眠のダブル不足が重なれば、ストレスは解消されるはずがありません。その結果、仕事のパフォーマンスは下がり、働く時間は無駄に延び、睡眠不足と運動不足から抜け出せないという悪循環にはまってしまいます。

世界保健機関（WHO）は、健康を「肉体的にも、精神的にも、そして社会的にも、すべてが満たされた状態」と定義しています。[※注] **心身ともに疲弊し、仕事も私生活も楽しめない状態は、健康とは程遠い状態**です。これでは、パフォーマンスを上げるどころではありません。

ヒトは「2つのモード」を切り替えて生きている

ヒトは本来、自然の中で暮らす生き物でした。変化する環境の中で生き延びるため、脳は活動し、体は生命活動を維持しています。外気の変化に合わせて体温調節を行ったり、昼には外敵から逃げたり、狩りをしたり、夜には体をリラックスさせて休めたり。環境に合わせて脳と体を調整することで、ヒトは生きてきました。

そして、ヒトが活動するにはエネルギーを消費するので、消費した分を補うために休む必要があります。ヒトは「動く／休む」という2つのモードで生きているのです。日中は「動く」＝ONになることで活動のパフォーマンスを上げ、夜は「休む」＝OFFへ切り替えることで活動した分をリセットします。

この2つの機能を備えたボタンの役割を果たしているのが「自律神経」と呼ばれる

[※注] 世界保健機関憲章前文（日本WHO協会仮訳）
https://japan-who.or.jp/about/who-what/charter

神経です。活動を促すＯＮが「交感神経」、休息を導くＯＦＦが「副交感神経」です。この自律神経が、意識して動かすことのできない内臓の機能を調節したり、内臓からの情報を司令塔である脳に伝えたりしています。

たとえば、交感神経にスイッチが入ってＯＮ状態になると、呼吸数や心拍数、血流が増加して体温が上昇するなど、緊張時に出る反応が起こります。これは「闘争と逃走」と呼ばれていて、古来は、他の生物から自らの命を守るために発動する自動システムでした。睡眠中でも、急に獣が現れたら瞬時に体を動かせる状態にならなければ一瞬で死んでしまいますよね。自律神経が適切に切り替わることで、ヒトは生き延びてきたとも言えます。

だるい疲労感の正体は「環境の変化」

そんなヒトの原始的生活も、文明の発展に従ってすっかり様変わりしました。ヒトは自然環境と夜を克服し、その生活範囲も活動時間も大幅に広がりました。しかし、活動時間が延びれば延びるほど、ヒトの体では交感神経優位のＯＮ状態が続きます。つまり闘争モードが長く続くため、エネルギーを消耗して疲れやすくなってしまいます。

また、遠くの獲物を見て狩りをしていたヒトの目は、遠くを見る際は交感神経優位のON状態にあります。夜になれば遠くは見えなくなり、焚き火に照らされる至近距離では、副交感神経優位のOFF状態になります。ところが、現代生活では夜になっても煌々とした電灯のもとで働き続けたり、ベッドに入った後もスマホを使い続けたりと、副交感神経が優位になるべき時間帯に交感神経が優位になっています。これこそ、脳にバグが発生している状況です。

脳にバグが生じている現代人の生活は、自律神経のON/OFFがチグハグになり、体には大きな負担がかかります。たとえば、自律神経のバランスが崩れると、それを司る「サーカディアンリズム」と呼ばれる、いわゆる体内時計が狂ってしまいます。[※注]それによって、

・睡眠の質の低下
・日中のパフォーマンス低下
・不調(頭痛、肩こり、腰痛など)

などが起こりえます。

「運動もしてないのに疲れる」「なんとなく不調」という現代人特有の〝だるい疲労

[※注] 厚生労働省 生活習慣病予防のための健康情報サイト
https://www.e-healthnet.mhlw.go.jp/information/dictionary/heart/yk-039.html

感〟の背景には、脳のバグがあるのです。そもそも脳が疲弊する環境で生きているため、日常生活を送っているだけで疲れてしまうのです。

こうしたバグが常態化すれば、より疲労が抜けづらくなります。交感神経が優位なON状態のままでは、横になってもよく眠れず、1日の疲れがリセットされません。交感神経優位が長く続けば闘争状態が長く続くので、高いストレスにさらされ続けます。

このような問題を放置したまま、体へのアプローチだけで疲労をとろうとしても、根本的な解決にはなりえないことがおわかりいただけたでしょうか。

脳を整える＝脳細胞の3大要素を最適化する

ソフトである脳のバグを解消すれば、ハードである体全体の不調は改善され、パフォーマンスも格段に上がります。さて、では脳を活性化するためにはどうすればいいのでしょうか？　脳は千数百億もの細胞の集まりです。つまり、**脳を整えるとは、この脳細胞のコンディションを改善するということ。**それには、細胞の3大要素「酸素・刺激・栄養」を最適化する必要があります。

脳細胞たちが元気であり続けるためには、

①細胞の生命線である「酸素」
②脳を活性化する（鍛える）「刺激」
③体（脳）の部品とエネルギー源となる「栄養」

この3つが適切である必要があります。

本書では、「酸素」と「刺激」を中心に扱います。59ページのコラム①と第5章にて「栄養」についてもお話ししますが、現代の生活では、酸素や刺激が適切でないケースが多く見られるため、本書ではそちらを優先しています。

それでは、さっそく「酸素」と「刺激」にまつわる、現代人に特徴的な4つの不健康現象について見ていきましょう。

不健康現象 ①

過呼吸

現代人の深刻な酸素事情

呼吸を変えなければ、体は変わらない

細胞の生命線でもある酸素。しかし、細胞レベルの酸欠を招く不健康現象が現代人の身に起きています。それが、吐く息の量に対して吸う量が多過ぎる〝過呼吸〟です。

「吸う量が多いのに酸欠?」と不思議に思われるかもしれませんが、これには体の仕組みが深く関わっているのです。後ほどご説明します。

ヒトは、死ぬまでに約6億回の呼吸を行うと言われています。この世に生まれ、産声を上げた瞬間から呼吸は始まり、1日に2万回以上の呼吸が行われ続けます。私たちは、無意識ながらも途方もない数の運動を毎日続けているのです。

呼吸はすべての活動の基礎であり、生命を維持するためになによりも優先される運動です。たとえば、食べ物がない状況下でのヒトの生存時間は10日から3週間ほど、水がない状態では72時間と言われていますが、呼吸停止の状態が10分続くと、死亡率は50%程度に達します。[※注1] 息が4～6分の間止まっていると、低酸素によって意識を失い、やがては心臓も止まってしまうからです。

酸素がいきわたらない呼吸では、脳が本来のパフォーマンスを発揮できなくなると容易に想像がつきますよね。実際に脳は取り込んだ酸素量の約5分の1を消費します。[※注2] 酸欠状態になると脳の機能が落ちていくので、記憶力や集中力が低下します。

また、呼吸に問題があればそれを補完するように体は働き、他のなにかを犠牲にしてしまいます。これを「代償動作」と言いますが、これは体の不調にもつながるのです。

こうした呼吸の重要性に関して、運動指導者なら誰しも知っている有名な言葉があります。

[※注1] M.Cara,1981「カーラーの救命曲線」

[※注2] 長田乾、2017「認知機能を脳循環代謝画像から繙く」(『臨床神経生理学』45巻 3号)
https://www.jstage.jst.go.jp/article/jscn/45/3/45_146/_pdf

「呼吸が適正化されなければ、動作を適正化することはできない」［※注］
動作を適正にできない（＝変えられない）ということは、体はよい方向に向かわないということ。その言葉のとおり、健康への道は呼吸からはじまるのです。しかし、現代社会に生きる多くの人々は、この呼吸に問題を抱えています。

じつは酸素よりも重要な「二酸化炭素」

現代人は酸素〝吸い過ぎ〟状態？

「マインドフルネス」や「瞑想」など、昨今ではメディアでも呼吸法が注目され、関連書籍も飛ぶように売れています。私も呼吸の専門家としてクライアントに呼吸法を指導し、私自身も欠かさず実践しています。

理想の呼吸回数は1分間で10回以下、1回の呼吸での換気量は450〜500㎖。少し息を止めるとすぐに苦しくなるという方は、酸欠気味になっていると言えます（第

［※注］手技《しゅぎ》療法の国際的権威でもあった神経内科医カレル・ルウィット博士の言葉
https://www.rehabps.com/REHABILITATION/LEWIT.html

3章のボディチェック・テストで自身の呼吸の〝現在地〟と理想の呼吸への〝目安〟を体感することができます)。

ここでよく起こる勘違いがあります。誰しも「酸欠」と聞くと、つい「より多く息を吸い込まなくてはいけない」と考えがちです。実際に「呼吸が浅くて酸欠気味だから、深く息を吸う方法を知りたい」とおっしゃるクライアントもたくさんいらっしゃいます。しかし、実際には**酸素の吸い過ぎが脳細胞レベルでの酸欠状態を招いているのです。**

「酸素を吸い過ぎているのに、酸欠ってどういうこと?」と思われるかもしれませんが、さきほどご紹介した言葉にもあった「適正」がキーワードになります。

酸素が細胞に届くのは二酸化炭素のおかげ

「換気が悪い部屋で体調を崩す」「二酸化炭素量の増加が温暖化を引き起こす」と、二酸化炭素には厄介な廃棄物で悪者のイメージがついています。しかし、酸素が活躍できるのはこの二酸化炭素のおかげでもあります。

酸素は人間の生命維持において最優先要素ですが、そもそも酸素が細胞にたどりつくためには二酸化炭素の存在を必要とします。酸素は血液中の赤血球中のヘモグロビンにくっつくことで運ばれ、二酸化炭素が酸素とヘモグロビンを切り離すことで、体中に酸素が供給されます。これは生物の授業で習った方も多いことでしょう。

つまり、酸素を多く吸い込んでも、酸素は一定量しかとり込めないうえに、目的地にいる二酸化炭素が少なければ、その分の酸素しか吸収できません。つまり、**酸素を吸い過ぎてしまうと、二酸化炭素とのバランスが崩れ、酸素がうまく体中に運ばれなくなってしまう**のです。「適正」が大事というのは、こういう意味です。

脳は二酸化炭素量で呼吸リズムを決めている

二酸化炭素の重大な役割はまだあります。それは、二酸化炭素量によって脳は呼吸リズムを決めているという点です。

呼吸を調整している呼吸中枢は、脳の延髄と呼ばれる箇所にあり、二酸化炭素の量をモニタリングしています。二酸化炭素が一定量まで増えると、この呼吸の司令塔が情報をキャッチし「息を吸って！」と体に信号を出します。ここで呼吸の速度やリズム、深さが決められます。

「はじめに」でも触れたように、現代ではストレス漬けの生活、また不適切な食生活によって、交感神経優位のON状態が必要以上に長く続きます。ON状態の体は「闘争と逃走」に備え、呼吸を多く行い、血中の二酸化炭素は減少します。

二酸化炭素が少ない状態が24時間以上続くと、体の二酸化炭素への耐性が低くなり、呼吸中枢が「息を吸って！」という信号を出すタイミングが早まります。この負のスパイラルによって、徐々に浅く速い呼吸が常態化してしまうのです。

呼吸と姿勢は密接につながっている

反り腰とポッコリお腹、猫背も、過呼吸のせい？

呼吸は姿勢にも密接に関わっています。なぜなら、姿勢は空気圧によっても支えられているため、正しい姿勢をとるには正しい呼吸が必要になるのです。本来なら、息を吸えばお腹は360度方向に膨らみ、それに合わせて肋骨も動きます。しかし、現実には多くの人は、お腹が前にしか膨らまない、あるいは肩を上下させた呼吸になってしまっています。

これは、腰痛やポッコリお腹の原因でもある反り腰の状態です。腰が反ると体も反り返り、首と頭は前に出た姿勢になります。この姿勢では、息を吸っても肺の上の方は広がらず、空気圧を得られません。じつは、これが猫背の原因でもあります。

正しい姿勢では、壁にかかとをつけて立ったとき、図の左のように頭・背中・お尻が壁にくっつく位置にきます。背骨のカーブは首・背中・腰の3点です。

一方、図の右のように猫背の人は、壁から頭が離れてしまったり、正しい姿勢に比べて腰が大きく壁から離れてしまったりします。背骨のカーブは、背中・腰の2点の

正しい姿勢と猫背

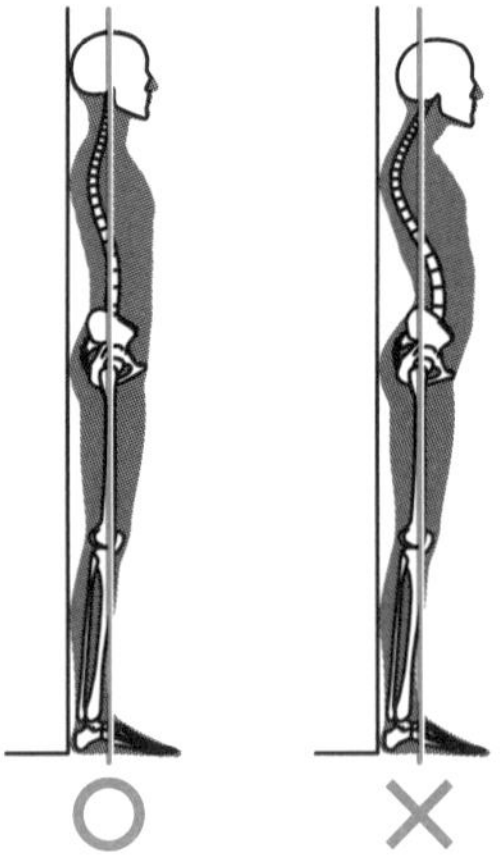

み。首は、〝スマホ首〟と近年話題になっているストレートネックになっています。

正しい姿勢では、背骨のカーブが負荷を逃すことで肩や腰への負担が減ります。この衝撃を吸収する能力がカーブ3点の場合(左)を10とすれば、カーブ2点(右)だと半分の5になってしまいます。[※注] 脳は、この吸収できる力から出力するパワーも決めるので、出す力も半減してしまいます。つまり、体を動かしてもパフォーマンスが本来の半分の力しか発揮されないということ。**運動音痴だと思っている人が姿勢を直すだけで運動結果が倍近く伸びることもあるほど、姿勢とパフォーマンスには大きな関係があるのです。**

また、背骨は自律神経とも密接につながっています。自律神経の多くは、背骨を通って脳と臓器間の情報を伝えています。

反り腰になっていると、交感神経が刺激される形になってしまい、体は常に緊張モードになります。そうすると、睡眠の質や消化吸収機能、さらには免疫機能の低下など、体がことごとく弱ってしまいます。

呼吸が不適正だと、体への弊害がこれほどまでに出てくるのです。

[※注]『カパンジー機能解剖学 III 脊椎・体幹・頭部 原著第7版』A.I.Kapandji 著、塩田悦仁 訳(医歯薬出版)

不健康現象 ② 口呼吸

口は呼吸するための器官ではない

ヒトの呼吸器官は「鼻・喉・肺」、口は消化器官

細胞レベルの酸欠だけでなく、糖尿病などの現代病にもつながる恐ろしい不健康習慣が〝口呼吸〟です。

テレビやスマホ画面を眺めているとき、無意識に口が開いていませんか? 次のリストで2つ以上あてはまるものがあれば、口呼吸が習慣化している疑いがあります。

□前歯が突き出ている
□いびき、歯ぎしり
□口角が下がっている
□細いアゴ
□目の下のクマ
□唇が乾く
□明らかな非対称顔

口呼吸は、疲労感・アレルギー・肌荒れ・老け顔・虫歯につながります。こうしたトラブルが起こるのは、口は本来、呼吸器官ではないから。唇は口に入れた食物がこぼれないようにし、言葉を発し、表情をつくるためにあります。舌や歯も、口に入れた食物を識別し、消化しやすく噛み砕くためにあります。口は消化器官であって呼吸器官ではないのです。

本来の呼吸器官は、鼻・喉・肺。**鼻呼吸を前提に人間の体はできているので、口呼吸が慢性化すると脳にバグが発生し、体にはトラブルが出てしまいます。**

感染症を防ぐ高機能な空気清浄機〝鼻〟

喉を通して肺へ空気を届ける窓口は、鼻です。鼻は雑菌や空中のゴミをブロックしながら外気を吸い込むことができる仕組みになっています。いわば、フィルターのついた高性能な空気清浄機ともいえます。

前節で、浅くて速い呼吸では二酸化炭素への耐性を弱め、姿勢が悪くなるとお話ししましたが、鼻呼吸では鼻腔のスペースが狭いことでとり込む空気に抵抗がかかり、呼吸がゆっくりになるため、呼吸量を抑えられます。呼吸がゆっくりになれば肺が膨らむ時間もつくれるため、姿勢を正しく保てるようになります。

エチケットとして処理されることもある鼻毛ですが、本来ならフィルターの役割を果たしてゴミが体内に入るのを防ぎます。さらに、吸い込んだ空気を静脈で加温、粘液によって加湿し、湿気や鼻水でフィルターを通り過ぎた埃やゴミを防ぎ、細菌やウイルスもキャッチします。この粘液には抗体があるため、細菌などをキャッチしても感染リスクが低く、空気が鼻で温められることで肺への負担も下がり、免疫力がキープされます。

一方、口呼吸では口が乾いてしまいます。唾液は細菌を抑え、酸によって溶けた歯を修復するなどの役割を果たしていますが、その唾液が少ない状態では口内や喉の粘膜は無防備になります。口臭が強くなり、歯周病や炎症などのリスクが高まります。

炎症は体中に飛び散りやすいので、そうなると交感神経系のスイッチが入ってしまいます。治そうとする働きはよいことですが、体はＯＮ状態に入りっぱなしで、睡眠・食事の効果も低減します。

「健康管理を頑張っているのに、思ったほど効果を得られていない」という方は、口の問題でつまずいているのかもしれません。

口呼吸で顔も姿勢も変わってしまう？

うっかり口が開いてしまうのは顎の筋肉が弱いせい……というのは間違いで、舌の位置が間違っているのが原因です。口が閉じている状態では、本来、舌先は「スポット」と呼ばれる正しいポジションに触れています。スポットとは、上の前歯の少し手前にあるやや隆起した箇所。ここに舌先が触れているのが健康的な状態です。

スポットに舌がついていると、歯列を定位置に保つ働きもあります。反対に、舌が下がってしまったり、間違ったポジションにあると、歯並びも悪くなります。歯並びが均等でなければ、噛み合わせも悪くなって顔の左右が非対称になることも起こりえます。また、顔の筋肉も下がり、顔や首がたるんだ老け顔になります。このように、呼吸1つで顔の形成すら大きく変わってくるのです。

また、舌の位置は姿勢とも関係しています。たとえば、電車でよく見かける「スマホ首」。猫背で首は前に出て下を向くため、アゴも下がってポカンと口が開いてしまいます。つまり、口呼吸を改善すれば姿勢が

舌の正しい位置

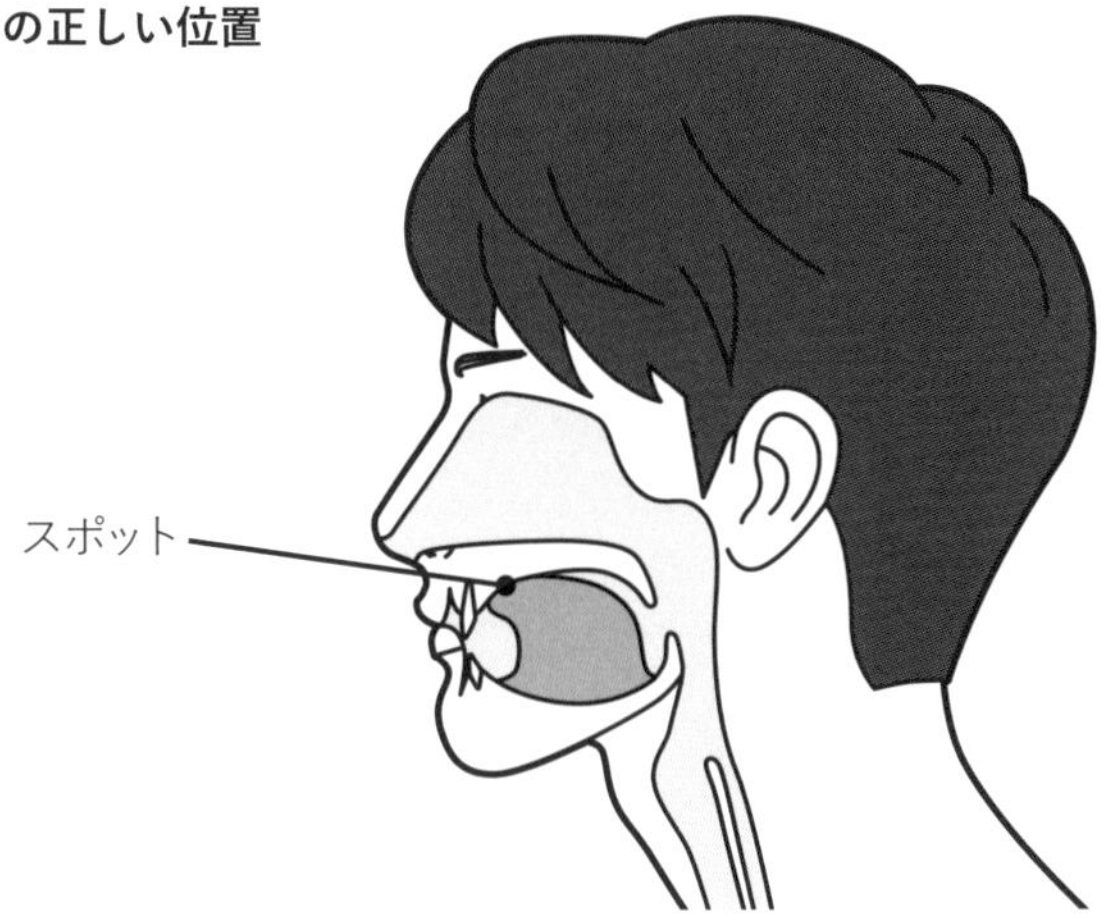

よくなって視線も上がり、顔もすっきり明るくなるということです。

口呼吸は万病の元

睡眠の質が悪いのは口呼吸のせい？

すでに口呼吸の恐ろしさは十分に伝わったかもしれませんが、まだまだあります。

厚生労働省が２０１７年に全国からランダムで選んだ５１４９世帯を対象に行った「国民健康・栄養調査」［※注］によると、平均睡眠時間が６時間未満の割合は回答者全体の４割近く、40代ではおよそ２人に１人という結果が出ています。睡眠で休養が十分にとれていないと答えた人の割合は年々上昇しています。６時間以下の睡眠を２週間続けると、徹夜２日間の認知能力と同じになると言われています。また、意欲や集中力の問題だけでなく、うつ病やアルツハイマー認知症などの病気や死亡リスクも高まります。

［※注］厚生労働省「平成29年 国民健康・栄養調査結果の概要」
https://www.mhlw.go.jp/content/10904750/000351576.pdf

こうした深刻な睡眠の質の低下、場合によっては睡眠障害を口呼吸は引き起こすことがあります。その代表的な例の1つが〝いびき〟。いびきの原因は肥満や飲酒、疲労もありますが、口呼吸もその1つです。口呼吸で眠ると舌はスポットを離れてしまいます。舌が下がればその付け根も引っ込むわけですから、空気の通り道は狭くなり、結果としていびきをかいてしまうのです。

さらに舌が下がりきって気道を塞いでしまうと、睡眠時無呼吸症候群（SAS）になりやすいと言われています。これは、文字どおり寝ている間に何回も呼吸が止まる病気ですが、呼吸が止まって体に異常が起こらないわけはありません。睡眠中は副交感神経優位のOFF状態のはずが、交感神経優位のON状態になり、寝ながら「闘争と逃走」をしているようなものです。

このようなバグが毎晩何度も、何年も続けば、脳と体へのダメージは蓄積していくばかりです。

口呼吸は現代病にもつながる

最近では、このSASによって現代病の発生リスクが高まることも研究されています。

国連糖尿病連合（IDF）は、2006年に「SASが糖尿病発症リスクになる」と発表しました。[※注1] SASが重症化するほど、糖尿病の合併割合も高まって重症化するという研究結果も出ています。健康診断でメタボリック・シンドロームを指摘されたからダイエットをするという人は多いですが、じつはウエスト周りを絞るよりもSASを治療した方が、糖尿病の発症リスクが下がるという報告もあります。[※注2]

病気の原因はさまざまにありますが、口呼吸は「万病の元」といっても過言ではないほどの悪影響を体に及ぼしているのです。

さて、ここまで「過呼吸」「口呼吸」といった不適正な呼吸がもたらすさまざまな健康被害を紹介してきましたが、安心してください。

なぜなら「呼吸を変えなければ、体はなにも変わらない」ということは、「呼吸さえ変えれば、体を変えられる」ということなのですから。

すなわち、**「呼吸を適正化して、疲弊した脳と体の状態を改善する」こと。これがボディハック・トレーニングの第1の目的になります。**

[※注1] 日本薬学会『フォルマシア vol.47 No.7 2011』「不眠と糖尿病」
https://www.jstage.jst.go.jp/article/faruawpsj/47/7/47_KJ00009749935/_pdf/-char/ja
[※注2] 睡眠時無呼吸なおそう.com「睡眠無呼吸症候群と糖尿病」
https://659naoso.com/sas/complication/diabetic

不健康現象 ③ 刺激の偏り

「刺激不足」が不調を招く

ヒトらしい生活とは?

現代人に起きている不健康現象は、呼吸にかぎったものではありません。運動不足の一方で情報過多な生活を送っている現代人には、〝刺激の偏り〟が起こってしまっているのです。

平均的なビジネスパーソンの毎日を想像してみましょう。朝起きて電車に揺られ、会社では8時間以上のデスクワーク、帰宅後はテレビやスマホを見ながら夜更かし。そんな生活を繰り返している方が多いのではないでしょうか。

冒頭でお話ししたように、ヒトは本来、自然の中で暮らす生き物でした。日中は動いて夜は休むという自律神経のリズムにそった生活を送ってきました。直立二足歩行する生き物はこの世にヒトだけで、ヒトの体は長距離を移動するための構造になっています。まさに〝動いている生き物〟、それが私たちです。

もちろん、動くための体（ハード）に対して脳（ソフト）も稼働しやすく設計されています。そのため、体は血液循環によって健康を維持できるよう働き続け、脳の方は合理的に省エネをして**〝使わない機能は捨ててしまう〟**という鉄則のもとに働いています。

夜の間はしっかりと脳と体を休めることで、疲れやゴミを取り除いてリセットする。朝日がのぼり、辺りが明るくなるのと同時に起きて元気に活動する。刻々と変化する自然の中で生き抜くために、ヒトは脳と体のあらゆる機能を最大限に働かせていたはずです。

使わなければ、体はサビる

さて、再び現代人の生活を振り返ってみると、ヒトらしい生活を送れていると言えるでしょうか？　体を動かさず単調な生活を繰り返すだけでは、脳はどんどん使わない機能を捨ててしまいます。脳がサビつけば体もサビつきます。「脳への刺激があるかないか」というインプットの違いは、体のアウトプットにもすぐさま変化をもたらします。

例として、目を通じて脳に刺激（インプット）を送り、体を柔らかくする体験テストをしてみましょう。

①直立姿勢から足を閉じて前屈し、地面にどこまで指が近づくか確認する
②元の姿勢に戻り、20秒間〝寄り目〟で鼻先を見つめる
③再度、前屈をして確認する

寄り目だけで体が柔らかくなるテスト、いかがでしたか？　変わらなかった方もいらっしゃるかもしれませんが、これを試していただいた方には、テスト前は半信半疑で

も、深く前屈できるようになり、「魔法!?」とよく驚かれます。魔法ではない種明かしは75ページでしますが、多くの方は「体がかたいから」「筋肉が短いから」前屈が苦手だと考えています。しかし、このテストでわかるように、問題は筋肉の状態ではなく、目の使い方。スマホなどで偏った目の使い方をしていると、視覚情報とつながっている脳の機能も狭まってしまうのです。

そのため、目の運動を行い、脳への刺激（インプット）を増やすと、体のアウトプットである姿勢や柔軟性、筋力は簡単に変わります。テストで前屈がしやすくなった方は**「体の動きやすさは筋肉の問題ではなく、脳への刺激の問題」**だと体感できたのではないでしょうか？

運動不足は、タバコやお酒と同じ健康リスク

脳への刺激が不足すると体はどんどん機能を失い、不調をきたすようになります。運動不足は世界的にも問題視されています。ＷＨＯは、２０１８年に世界中の14億人以上の成人（18歳以上）が運動不足で、２型糖尿病や心血管疾患、がん、認知症などにかかるリスクが高いことを発表しました。［※注］

［※注］WHO, 2018
https://www.thelancet.com/journals/langlo/article/PIIS2214-109X(18)30357-7/fulltext

これらが〝生活習慣病〟と呼ばれるように、無意識に過ごしている日々の習慣はダイレクトに健康へ影響しています。暴飲暴食や喫煙などの生活習慣が病気の原因になるのは、誰もが知っていることです。実際に毎年の健康診断の結果を見て、お酒を控えて塩分を気にする方も多いはずです。しかし、すこし古いデータですが、日本における２００７年の生活習慣病での死亡者数（図）を見てみると、過度な塩分やアルコールの摂取、糖尿病を引き起こす高血糖よりも「運動不足」の方が死者数が多く、おおよそ５万人もの方が亡くなっているのです。

運動不足も、喫煙や飲酒と同じように健康を脅かす問題の１つなのです。

外因別の生活習慣病による死亡者数トップ6

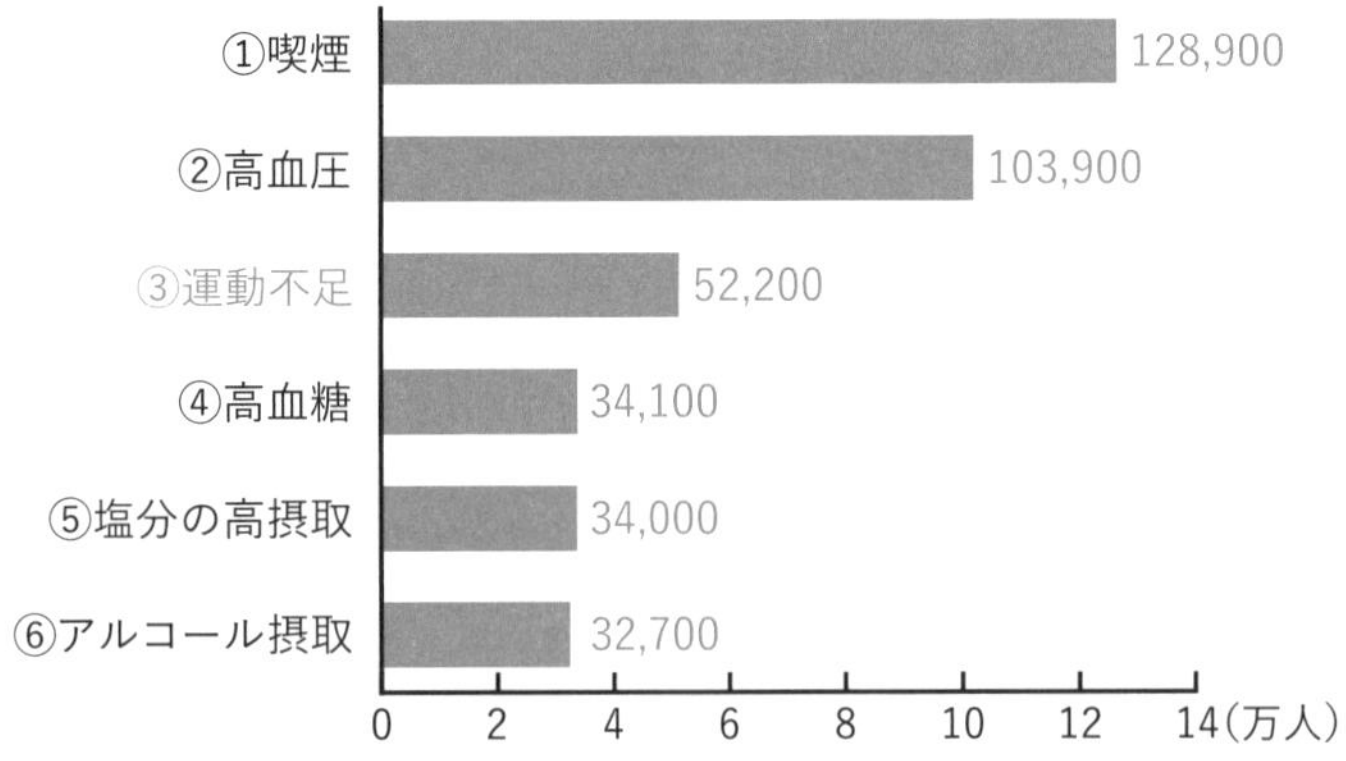

（厚生労働省健康局がん対策 健康増進課「健康日本21（第2次）」より）

世界では〝座り過ぎ〟で43万人が死んでいる？

近年では、〝座り過ぎ〟と死亡リスク増加との関連が研究されています。54カ国の死亡者数の3・8％にあたる43万人弱が、毎日、長時間座って過ごす生活習慣によって死亡しているという研究発表もあります。[※注1]

じつは日本人は「世界一座っている」という調査結果もあるほど、1日の大半を座って過ごしている人が多い国です。[※注2]明治安田厚生事業団体力医学研究所の調査によれば、1日9時間以上座っている成人は、7時間未満と比べて糖尿病になる可能性が2・5倍も高くなります。日本の糖尿病にかかる医療費は世界第5位ですが、もしかすると〝座り過ぎ〟と関連しているのかもしれません。[※注3]

運動不足や〝座り過ぎ〟といった身近で何気ない毎日の習慣が不調を招き、場合によっては命に関わるということがおわかりいただけたかと思います。

[※注1] Leandro Fórnias Machado Rezendeとその他、2016
https://www.ajpmonline.org/article/S0749-3797(16)00048-9/fulltext
[※注2] スポーツ庁 Web広報マガジン DEPORTARE　https://sports.go.jp/special/value-sports/7.html
[※注3] 公益財団法人 明治安田厚生事業団「MYライフ・ドック®通信　第1号」
https://www.my-zaidan.or.jp/tai-ken/information/lifedoc/doc/lifedoc_01.pdf?190401

「刺激過多」も不調を招く

情報量が多過ぎる現代の生活

刺激が不足すると、どんどん脳は使わない機能を捨て、体は思うように動かなくなり、病気のリスクも高まります。運動不足の現代人は刺激不足の生活を送っている一方で、部分的には〝刺激過多〟という刺激の偏りのある生活を送っています。どういうことか説明していきます。

まず、脳に情報を入れるインプットと行動のアウトプットのバランスがとれている状態が、正常な脳と体の状態です。しかし、現代人は体を動かさない代わりに、スマホやインターネットを通じて、とくに視覚情報の大波にさらされ続けています。**現代人が1日に眼から得ている情報量は、近代化前の社会に比べれば1年分にあたるかもしれ**

ないと言われるほど、その量は過剰になっています。
脳と体の構造は変わらないわけですから、パソコンで言えば、ストレージもプロセッサも同じなのに何百倍ものデータを入れている状態。処理の速度が落ちて砂時計がくるくると回り続けているようなものです。それでは、脳内も同じように処理しきれない状態になり〝脳疲労〟と呼ばれる状態になってしまいます。

「寝ても疲れが抜けない」のは、慢性的な睡眠不足だから

過剰なインプットによって脳が過緊張状態になることで、睡眠に関しても「寝つきが悪い」「寝ても疲れが抜けない」など、トラブルが起こりがちになります。世界に比べて座り過ぎの日本人ですが、睡眠時間も比較して短く、睡眠トラブルを抱えている人も多いのです。定期的な運動習慣がある人は不眠が少ないと言われているため、座り過ぎで運動不足なら、なおのこと不眠のトラブルを抱えることになるでしょう。

２０１７年に流行語大賞のトップ10入りもした「睡眠負債」という言葉を覚えている方もいらっしゃるかもしれません。睡眠不足が借金のように積み重なり、さまざまな不調を引き起こす状態を指した言葉ですが、慢性的な睡眠不足の状態では疲れは抜

けず、病気のリスクも高まります。

もちろん、睡眠をとって休むことは脳にとっても重要です。起きている間、脳はあらゆる情報をインプットして働いています。同時に老廃物も一緒に溜まっていき、脳は睡眠中にこうした老廃物を処理してくれます。そのため、休ませる＝「刺激を与えない状態」が必要になるのです。

慢性的な睡眠不足は〝オーバーヒート〟の証拠

寝つきが悪くて不眠に悩む方は、日中に動いていないために自律神経のリズムが崩れています。寝る前についついスマホを見てしまう方も多いでしょうが、それでは交感神経を抑制できず、ますます体は寝るモードに入れません。

「寝つきのいい自分はベッドに入った途端に眠れるから大丈夫」と安堵している方もいらっしゃるかもしれません。しかし、ベッドに入って5分以内に眠ってしまうのも実は赤信号です。

通常、ヒトは10分ほどまどろみ、やがて眠りに落ちます。「寝つきが悪くて」と言いながら10分後に寝息をたてている人は通常の睡眠がとれているわけです。一方、5分以内にコロッと眠ってしまう人は、正常な状態ではないということ。つまり、日頃から脳が眠くなっているにも関わらず、刺激によって無理やりに起こしているような状態（行動誘発性睡眠不足症候群）になっている可能性があるのです。

こうした方は、日中に眠気があり、休日は普段よりも長く寝ます。これは、慢性的な寝不足によって、典型的な〝睡眠負債〟を抱えている状態です。本人は十分に寝ているつもりでも、脳や体にとっては睡眠が不足しているのです。脱水症状が出て初めて水分不足に気づくように、異様によい寝つき、日中の眠気、寝ても抜けない疲労などは、無自覚な睡眠不足のサインかもしれません。

刺激不足と同様に、刺激過多も「日中は動いて夜は眠る」という自律神経のリズムにそった生活を送ることで改善することができます。

脳への刺激というインプットと体の行動というアウトプットのバランスを整えれば、慢性的な睡眠不足も解消され、健康リスクも減り、体も自分が思うように動くようになることでしょう。

不健康現象④ 体が迷子

自分の体がどこにあるのかわからない？

刺激不足だと脳は体を見失う

運動不足や過度の視覚情報による〝刺激の偏り〟が続くと、脳が「自分の体がどこにあるのかわからない」状態に陥ります。これが、不健康現象④〝体が迷子〟です。

足の小指をよくタンスやベッドの角にぶつける。不本意ながら人と肩がぶつかってしまう。そんな経験が多いという方は、脳の機能がだいぶ弱っている状態です。〝使わない機能は捨ててしまう〟脳の鉄則によって、運動不足によって脳が体の感覚を見失ってしまっているのです。いわば「脳の中で体が迷子になっている」状態です。

わかりやすく車の運転にたとえましょう。車の運転が下手な人は、車幅感覚や適切な距離感を測れていません。いま車体が〝どこでどう〟なっているのか明確でないため、車体をぶつけたり、場合によっては大きな事故を起こします。これは脳も同じで、体の位置をしっかりと認識できていないから、正しく体を操縦できないのです。

思い通りに体が動かないのは、脳の中にある体の地図「ボディマップ」が欠けている証。実際に小指や肩のある位置情報が頭の中で薄くなっているのです。ちょっとした段差に足をひっかけてしまう。久しぶりにスポーツでもしようと思ったら体が思い通りに動かない。そんな経験から「体が鈍った」と感じることはよくあります。しかし、じつは**鈍っているのは体ではなく、脳の方**なのです。古い地図のままでは目的地に辿り着けないように、脳の中にある体のイメージ、ボディマップも更新が必要なのです。

ボディマップ＝「体の地図」

ボディマップとは、文字通り「体の地図」のこと。ボディマップがあることで、私たちは無意識にでも体を動かすことができます。たとえば、ボディマップがまだできていない赤ちゃんは、お尻がむず痒くても自分で掻くことができません。成長の過程で徐々に自分の体の仕組みを覚えることで、無意識に体を操縦できるようになります。

意識せずとも物を拾えたり、飛んできたボールをキャッチして投げ返したりできるのも、自分の手足の長さはもちろん、関節をどの程度曲げればちょうどよいのか、力加減などを脳が把握しているからです。優れたアスリートや楽器演奏者などは、求められる理想の動きに応えて自分の体を正確に動かしているといえます。それは常に敏感にボディマップを更新し続けている結果のパフォーマンスだと考えられます。

頭の中にあるボディマップは常に更新され続けます。立って、座って、あるいは寝転びながら読書をしているこの瞬間もじつは更新中です。しかし、この〝更新〟は、地図が「ぼやけていく」状態をもつくりだしています。インクがどんどん薄くなり、かすれてしまった地図は読むことはできません。地図が不鮮明では情報量が足りず、目的地にたどり着けません。そんな地図で旅に出たら危険ですよね？「体が鈍ってきたから鍛えよう」と急に慣れない筋トレやジム通いを始めた人が体を痛めたり、怪我をしてしまうのはこういう理由もあるのです。

では、どうすればボディマップの改悪を止め、精度の高い地図に書き換えられるのでしょうか？　答えは、**五感を刺激して情報を脳に与えることで地図を書き足すのです。**

ボディマップを更新する

五感の刺激でボディマップは濃くなる

皆さんは〝脳の中にいるこびと〟と呼ばれている「ホムンクルス」をご存じでしょうか？　１９３０年代にカナダの脳神経外科医のワイルダー・ペンフィールド医師が電気刺激によって脳と体の部位との対応関係を調べました。そのデータをもとに、部位に対応している脳のそれぞれの面積の広さをそのまま部位の大きさに描き換えたものが「ペンフィールドのホムンクルス」です。

こびとの体の大きい部位ほど感覚が鋭く、小さい部位ほど鈍いことが示されており、たとえば、舌や口、指先や手が大きくなっています。実際に指先や舌先に触れるとその敏感さを感じ取れますよね。一方で、意外にも体を支えている足は小さく手の指先ほどしかなく、胴や肩も頭や手に比べて頼りないほど小さく細いのがわかります。
単調な生活を繰り返す日々では、五感に対する刺激も偏り、減ってしまいます。手や口、目の情報は感じ取れていても、長時間座っているような生活では足や胴体などはますます脳の中で迷子になっていきます。正しい姿勢がとれない人が多くいることは、すでにお話ししましたが、そういう方たちは二足で立っているという足の感覚刺激が脳に十分に届いていないとも言えるかもしれません。

ペンフィールドのホムンクルス

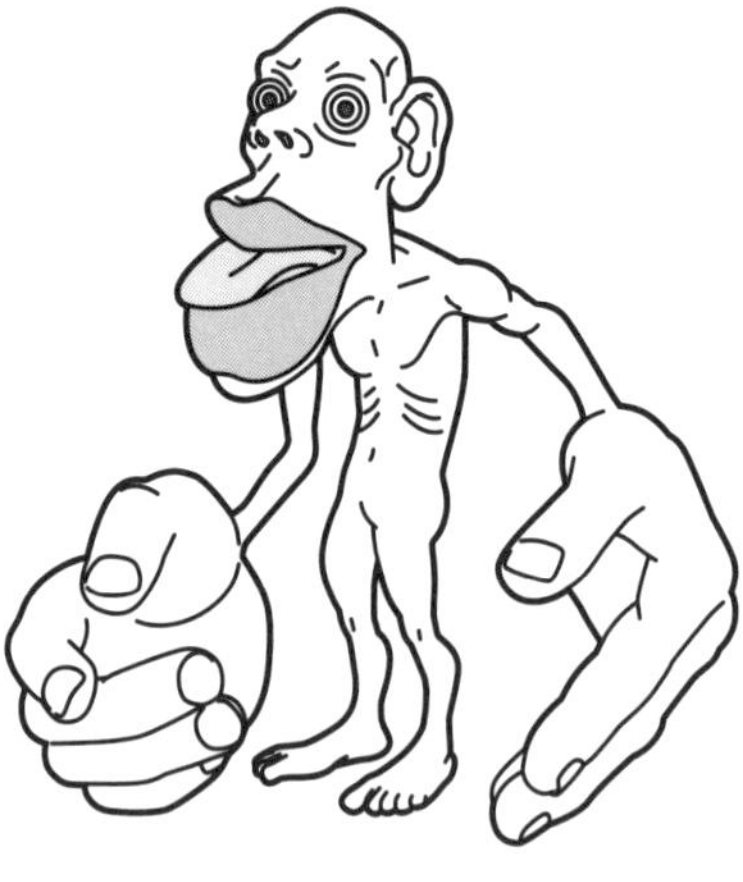

人間がいちばん避けたいのは「転ぶこと」

生物の中でもっとも長時間移動できるヒトは、いわば〝移動最強生物〟。頭部の重さは体重の10％程度でボーリング球を細い首に乗せているようなものですが、重心を高くすることでヒトは移動効率を劇的に上げることができました。その反面、諸刃の剣で「転びやすい」という致命的な欠点も抱えています。

転んで頭を打てば体の司令塔である脳が損傷を受けてしまいますから、死の危険を伴います。そのため、とにかく転ばずにいるために、五感による情報収集、脳からの正しい信号、そしてそれを適切に体が実行することが重要になるわけです。

ヒトは目を瞑っていても真っ直ぐに立って歩くことができ、ぬかるみやマットレスなど、柔らかいものの上でも転ばずにバランスを保てます。これは足をはじめ、全身の感覚がきちんと働いて「自分はいま〝どこでどう〟なっているのか」という自己存在の認識をしているからです。ところが、座りっぱなしで単調な生活を続けていると、刺激の偏りで情報不足となり、脳は「転ぶ危険性があるかも」と安心できません。「危険に備えよ！」と信号を送り、体は力が抜けないＯＮ状態になります。不必要に交感神経が優位の状態が続けば、過緊張のために肩凝りや腰痛という不調が起こります。

脳のプログラミングを強化すれば体は思い通りになる

つまり、もっとも大事なのは、意識的に体を動かし「体はこうなっている」と脳に教えてあげることです。たとえば、スポ根マンガではよく武術や技を会得しようと修行している主人公に、師匠が「頭で考えるな！ 体で覚えろ！」と言いますが、これと同じなのです。ほかにも、小さい子どもが延々と飛び跳ね続けたり転がり続けたりする不思議な行動も、漫画の主人公と同じことをしているわけで、平衡感覚や触覚などの感覚情報によって脳を発達させているわけです。

ボディマップを明確にできれば、脳は正しく自分の体の姿勢や動きを認識して、それをコントロールできるようになります。つまり、体の不調は脳の運動プログラミングを強化してあげることで改善できるのです。そのプログラミングのもととなるのが、次の章でくわしく説明する「ボディスキーマ」です。

体から脳にバランスよく刺激を与えることで、「自分はいま〝どこでどう〟なっているのか」を鮮明にする。そうすることで体はリラックスし、過緊張によるさまざまな不調も改善されます。これがボディハックの第2の目的になります。

第1章のまとめ

意識することなく日々繰り返している4つの不健康習現象、思い当たるものもあったのではないでしょうか？

4つの不健康現象
- □①過呼吸
- □②口呼吸
- □③刺激の偏り
- □④体が迷子

本章を通して、私たちの脳機能は考えている以上に低下していることがおわかりいただけたと思います。だからこそ、脳からのアプローチで体の不調を根本的に解決する必要があります。そこで大切なのが「酸素」「栄養」「刺激」の3つを脳に送ること。

脳のインプット・アウトプットを改善して本来の脳の働きを取り戻せば、脳と体に発生したバグを解決し、ヒト本来の身体機能を取り戻すことができます。

そのためのメソッドが本書でご紹介する「ボディハック」です。その目的は次の2つです。

①呼吸を適正化して、疲弊した脳と体の状態を改善する

②刺激の偏りを矯正し、脳が「自分はいま〝どこでどう〟なっているのか」鮮明に認識できるようにする

ボディハックに入る前に、次の章では、ボディハックが不調改善に効く仕組みを、脳と体の関係性をもとに詳細に解説していきます。

コラム①

糖質制限で脳は弱る？

「糖質＝悪者」ではない

糖質をカットした食事法で痩せるという、流行りの「糖質制限ダイエット」。試したことのある方も多いことでしょう。面倒なカロリー計算をせずに済み、糖質を多く含む炭水化物や砂糖を避けた食事をすればよいのでわかりやすいというメリットもあります。糖質制限ダイエットの理屈は、体内の糖質を減らせば脂肪がエネルギー源として分解されるため、痩せやすい体をつくれるというものです。

糖尿病などの病気にもつながるため、過度に糖質を摂るのは健康によくありません。しかし、だからといって糖質を完全にカットするのもじつは危険です。というのも、本来、糖質は悪者ではなく、人間の生命維持と身体活動を支える3大栄養素の1つ「炭水化物」の一部であり、脳の唯一のエネルギーであるブドウ糖を含んでいるからです。

体内に入ったブドウ糖と酸素の20％は脳で消費されます。そのブドウ糖が摂取されず脳に届かなくなるということは、かなりの危機的状態です。

午前中も脳と体のパフォーマンスを発揮したいなら朝食はマスト

摂取したブドウ糖は、肝臓に80～100グラム程度が蓄積されますが、7～8時間程度で消費されてしまいます。1時間あたりにおおよそ15グラム。つまり、睡眠中に備蓄分のブドウ糖はほとんどが消費されてしまい、目覚めた頃にはカラカラ状態。寝起きに頭がまわらない、午前中はなかなかエンジンがかからないという方はブドウ糖不足で、脳のエネルギーが足りていないと考えられます。

朝から快活なパフォーマンスで脳と体を動かしたいなら、朝食は必須。おすすめは白米やパンよりも玄米です。というのも、玄米にはビタミンやミネラル、食物繊維、酵素などの栄養が豊富に含まれているためです。単に糖質だけを摂ってもエネルギーに変換されるわけではなく、代謝にはビタミンやミネラルといった栄養素が必要になるのです。

炭水化物だけではエネルギーにはならない

糖質過多な人の食事は「朝はパン」「お昼はうどん」「夜は白米と主菜」といった具合に炭水化物ばかりの献立になっていて、代謝に必要な栄養が不足しがちです。たとえば、炭水化物と並ぶ3大栄養素の1つ「タンパク質」は、体内ではほとんど貯蔵がきかないため、多くの人は不足気味になります。ビタミンやミネラルは野菜や海藻類などから摂取できますが、炭水化物ばかりに偏っていると、エネルギー変換もままならず、脳はエネルギー不足のまま。せっかくの炭水化物を摂るなら、しっかりと他の栄養素も摂れる食事にするべきです。

お酒やパン、お菓子など糖質ばかり摂り過ぎると、糖質をエネルギーに変える亜鉛、マグネシウム、ビタミン群もより多く消費されてしまい、やがては足りなくなってエネルギー不足に。疲れやすく、脳の働きも悪くなり、パフォーマンスも下がります。栄養素の無駄遣いをしない食事バランスが大切です。

朝食抜きは〝隠れ糖尿病〟にもつながる

朝食をおすすめするもう1つの理由が「血糖値スパイクの危険性」です。栄養を運ぶため、血液の中には糖分も流れています。その濃度を「血糖値」といいますが、この数値が高いままだと糖尿病になります。健康な人の場合、図のように、食後でも血糖値はあまり上がらず平均値へ戻るのも早いです。ところが、食後になると血糖値が急上昇し、やがて空腹時には健康な人と変わらない数値になるという方がいます。これが「血糖値スパイク」で〝隠れ糖尿病〟とも呼ばれています。糖尿病になるリスクの他に、動脈硬化、心筋梗塞、脳梗塞、認知症やがんになるリスクも高いと言われています。痩せている人でも血糖値スパイクは見られるため、注意が必要です。睡眠中の8時間で備蓄分のブドウ糖を使い切り、起きてからも朝食抜きとなれば、エネルギーが供給されないことへの危険信号が点滅し、体はストレスホルモンによって緊張状態に入ります。交感神経優位のON状態で、呼吸は浅くなり疲れやすい体になってしまいます。ブドウ糖のない飢餓状態

血糖値スパイク

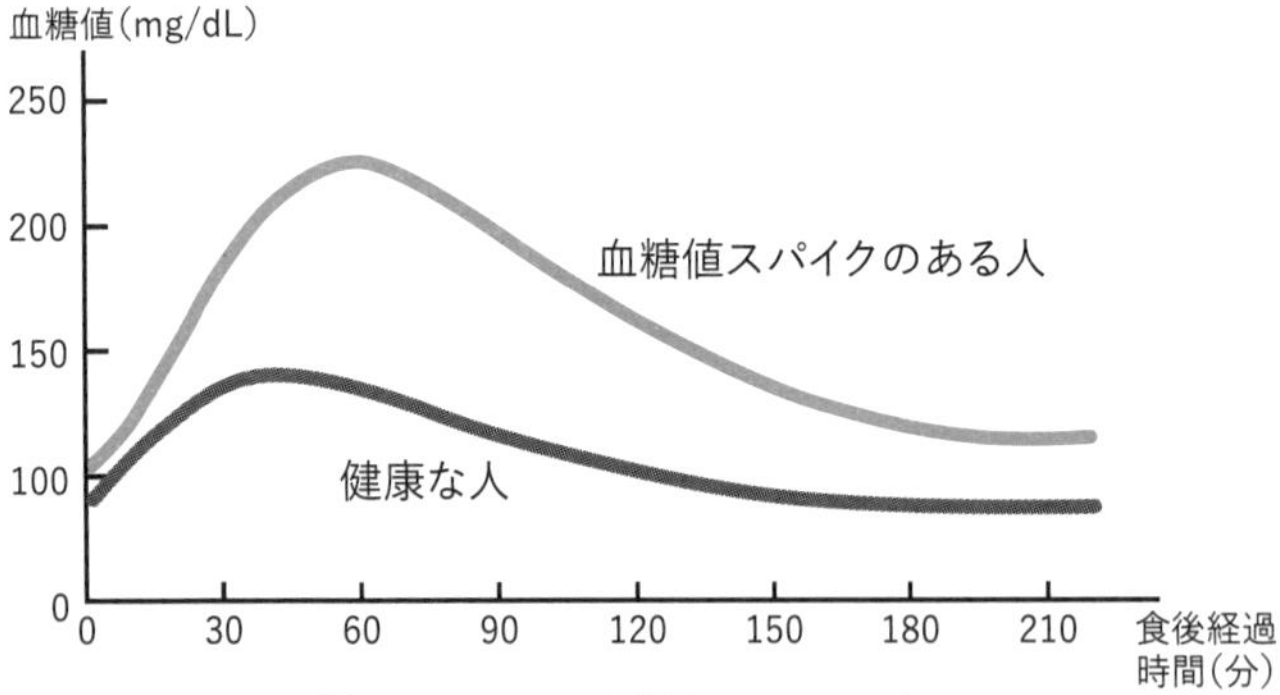

（糖尿病ネットワーク「①血統トレンドと血糖値スパイク」より）

でお昼を迎えて、炭水化物祭りの糖質爆弾が投下されれば、血糖値スパイクが起こります。ジェットコースターのような変化に体はついていけず、怠さや疲れを覚え、つい お菓子に手を伸ばすことで悪循環を生み出してしまいます。

また、高血糖値は脂肪肝を引き起こし、さらに肝機能を低下させるという悪循環にもつながります。肝臓は、じつは筋肉とも相互扶助のような関係にあり、筋肉は「第二の肝臓」と呼ばれています。筋肉は肝臓と似たような働きもしているため、肝臓が弱ると筋肉は肝臓の仕事を一部負担してサポートしてくれます。そのため、つながりが深く、筋肉量が少ない人は脂肪肝になりやすく、その逆もまた然り。脂肪肝になると筋肉が減りやすくなります。そのため、痩せていてもポッコリお腹や洋梨体型の人は注意が必要です。多くの方が健康診断で気にするであろう「メタボリックシンドローム」（内臓脂肪型肥満によって脂質異常・高血糖・高血圧になる状態）も肝機能低下と深い関連があると言われています。

三食しっかりとって脳も体も健康に

時間のない朝はコーヒーのみという方も多いでしょう。しかし、それも糖質が足りずに緊張状態の体に鞭打つ行為。体は受けているストレスに立ち向かおうとし、交感神経が優位な状態が続いてしまいます。するとストレスに対処するコルチゾールというホルモンが過剰に分泌され続け、製造場所である副腎が疲れ切ってしまいます。「アドレナル・ファティーグ（副腎疲労）」と呼ばれるこの状態では、体はストレスと戦えなくなってしまっているので、疲れ放題にくわえ、風邪引き放題に炎症し放題。アドレナル・ファティーグは「万病の元」とも呼ばれています。栄養バランスのよい食事を三食しっかり摂って、脳と体を応援する生活を送りましょう。

（栄養と食事に関する詳細は第5章の195ページでお話しします）

第 2 章

最新科学で明らかになった脳と体の関係性

この章では、脳と体の関係を解き明かし、運動プログラミングのもととなる「ボディスキーマ」の状態によって体のパフォーマンスが決まることをご説明します。ボディハック・トレーニングは、このボディスキーマを整えることで脳と体の不調を改善していきます。

ボディスキーマ＝ヒトの根幹である「身体図式」

自分はいま〝どこでどう〟なっているのか

第1章で紹介したボディマップが明確になれば、脳は正しく自分の体の姿勢や動きを認識し、コントロールできるようになります。しかし、体の不調を改善するには、運動プログラミングのもととなる「ボディスキーマ」を強化しなければなりません。

「ボディスキーマ」とは、もともとは1911年にイギリスの神経科医ヘンリー・ヘッド医師がゴードン・ホームズ医師とともに発表した概念で、「身体図式」とも呼ばれます。これは、体と環境についての認識の順序を表し、脳が「自分はいま〝どこでどう〟なっているのか」を知るためのプログラムです。「自分の体がいま〝どこ〟にあるのか」を表すボディマップは、その一部になります。

私たちが無意識に真っ直ぐ立ったり歩いたりできるのは、脳が「自分はいま〝どこでどう〝なっているのか」を常に認識しているから。自身の状況がわかっているからこそ、坂道でも転ばずに歩くことができます。ボディマップの説明でもお話ししたように、脳にとってもっとも危険なのは、転倒して頭に損傷を受けること。だからこそ、体の位置とともに、体の状態も脳は的確に知る必要があるのです。

ヒトをつくりだすピラミッド

次の図は「中枢神経系からの発達ピラミッド」と呼ばれるもので、私たちの体の発達段階を表しています。しっかりとした基盤の上に石を徐々に積み上げることで大きなピラミッドが建設されるように、人の発達段階にも同じように基盤となる発達の土台があります。その土台こそが「感覚システム」と呼ばれる、生存のために環境と自分自身に関する情報を感知するシステムです。ここには、「ペンフィールドのホムンクルス」でお話ししたように、脳に情報を伝える五感に「平衡感覚」と「固有受容性感覚」を加えて、計7つの感覚が含まれています。

感覚システムがしっかり発達しているかどうかで、その上にある発達の度合いも決まります。土台となる7つの感覚と、身体操作や情報記憶などの高レベル活動は深く影響しあっているからです。たとえば、受験勉強のとき、なかなか覚えられない単語を書き出して壁に貼ったり、口に出して復唱したりした方も多いのではないでしょうか？ 近年では、右手を握って暗記して左手を握って思い出すようにすると成績が上がったという実験報告もあります。[※注] 意外かもしれませんが、じつは感覚の刺激と記憶や認知との間には深いつながりがあるのです。

発達ピラミッド

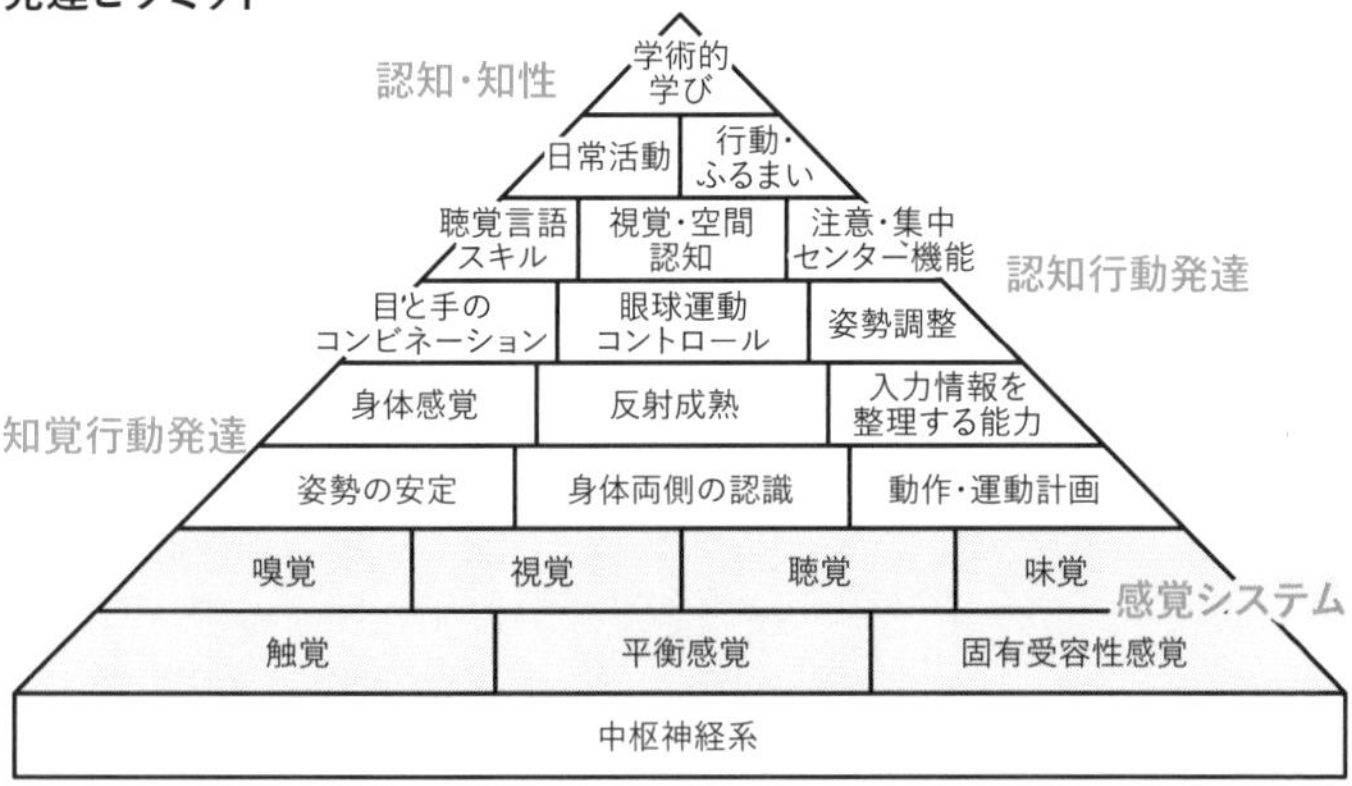

The Pyramid of Learning : Williams and Shellenberger(1996)より和訳

[※注] Ruth E. Propperとその他, 2013
https://journals.plos.org/plosone/article?id=10.1371/journal.pone.0062474

3つの感覚を鍛えれば不調は改善される

表在感覚・前庭感覚・深部感覚

図にあるとおり、この感覚システムは2段組みになっています。視覚や聴覚も関与しますが、主に「ボディスキーマ」を形成しているのは、下段の触覚・平衡感覚・固有受容性感覚の3つだとされています。

触覚は皮膚にあるセンサーで「表在感覚」とも呼ばれます。触れられる感触だけでなく、押されている圧覚、温度や痛みも皮膚を通して感じられるものです。そうした情報をキャッチしているセンサーです。

平衡感覚はバランスを保つ感覚のこと。「前庭感覚」とも呼ばれています。耳の奥にある三半規管や耳石と呼ばれるセンサーが重力を感知しています。それによって、体を斜めにしたりのけぞったりしてみても、倒れることなく下半身で踏ん張って上半身を支えられるのです。

固有受容性感覚は「深部感覚」とも呼ばれ、筋肉や腱で筋肉の伸びなどを察知する感覚のことです。これによって体の部位がどこにあるのか、どの程度関節を曲げているのかなどを脳が知ることができます。深部感覚の感覚を失うと、地面の感覚などを一切失うので、立つことすらできなくなります。脳は体を維持するために深部感覚をもっとも頼りにしています。

不調改善もパフォーマンス向上も、まずは〝土台〟から

表在・前庭・深部の3つの感覚がしっかりしていれば、脳に十分な情報が届いて姿

感覚システムとボディスキーマ

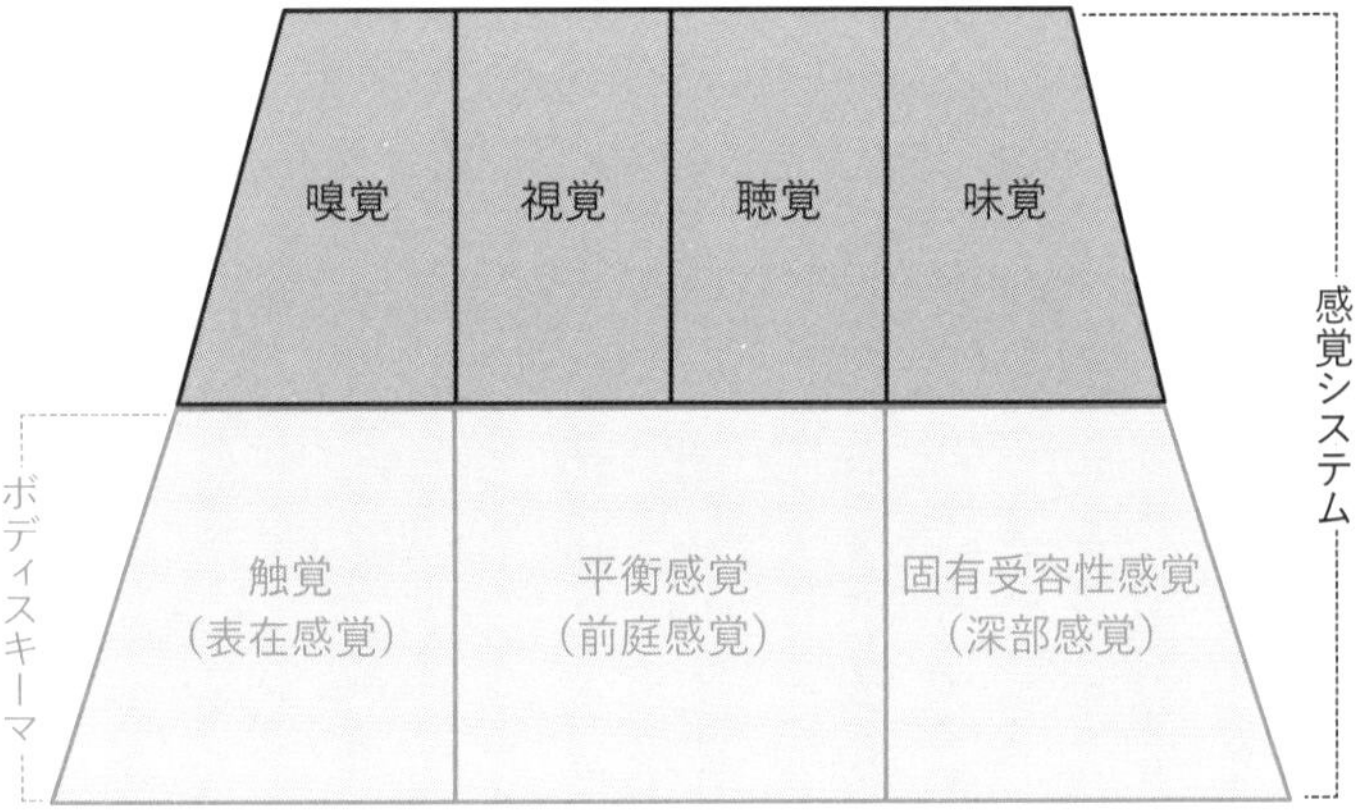

勢を正しく保ち、その状況に適した動作を行えます。しかし、この土台が弱ってしまえば、体からの情報が少ないため、脳がうまく状況判断できません。たとえるなら、体をぐるぐる回転させて目が回った状態で歩くようなものです。そんな状況では脳は危機意識を抱き、体が転倒しないよう、無意識的に体をこわばらせてしまいます。

また、交感神経優位のON状態になることで、ストレスホルモンとも呼ばれる「コルチゾール」が増加し、がん細胞やウィルスに感染した細胞を攻撃してくれるナチュラルキラー細胞の活動を邪魔してしまいます。つまり、緊張が続くと病気になりやすい体になってしまうのです。

本来なら体を休ませるべき時間帯や場面でも、土台が脆いせいで体の緊張は続いてしまいます。土台に穴が開けば発達ピラミッドも崩れ、土台の上にのっている知覚・認知行動にも影響が出ます。体が思うように動かなかったり、仕事でミスをしたりとパフォーマンスも低下してしまいます。

土台が狭く小さければ、発達ピラミッドも小さいまま。つまり、すべてのパフォーマンスが低い生活になってしまいます。体の調子も悪いし、仕事もうまくいかない。これでは本来の力は発揮できません。逆に、**土台を盤石で広く大きなものにできれば発達ピラ**

ミッドも大きくなり、脳と体のパフォーマンスは高いものになるのです。

生存本能に基づく3つの感覚、表在感覚・前庭感覚・深部感覚を鍛え、大きく美しいピラミッドをつくる。そのためには、具体的にはどうしたらよいのでしょうか?

答えは運動。頭より体を使う方が最高の〝脳トレ〟になるのです。

運動によって、脳と体はチューニングされる

毎日のメンテナンス=運動が重要

運動が最高の〝脳トレ〟である理由は、以下の通りです。

1つ目は、脳と体の点検になること。「年に一度の健康診断ではとくに問題ないのに、なんとなく不調」という方は多いですが、それは脳が弱り、自律神経が乱れ、思い通りに動かない体で生活しているから。

適切な運動をすれば、自分の脳と体の現状を把握する点検になります。第3章のボ

ディチェック・テストはこの点検の役割を担っています。

2つ目は、脳と体のギャップを改善すること。

慢性的な不調を改善するには、ボディスキーマと呼ばれる3つの感覚、表在感覚・前庭感覚・深部感覚から、脳が十分な情報を得ることが必要です。

そして、その情報が統合されやすくなるのが運動です。前章で「ボディマップは、悪い生活習慣を続けていると〝改悪〟となってぼやける」とお話ししました。同じように、ボディスキーマも常に更新され続けており、運動による刺激で改善されていきます。第4章のボディチェック・トレーニングは、この改善の役割を担っています。

定期的なメンテナンスがないと車は不具合が出て壊れてしまうように、脳と体も継続した点検と改善が必要なのです。

視覚依存で脳はバグを起こす

土台を成す3つの感覚、表在感覚・前庭感覚・深部感覚は、直立二足歩行のヒトにとって根幹ではあるものの、視覚の情報に頼り過ぎると弱ってしまいます。

身近な例を挙げれば、車をはじめとした〝乗り物酔い〟やVR体験で気持ちが悪くなる〝VR酔い〟。「動揺病」とも呼ばれるこうした症状は、ストレスの他に、視覚情報と前庭感覚の情報にズレがあるために起こるとも言われています。つまり、脳が見ているものに騙されてしまうことで混乱してしまうわけです。

この感覚のズレからは「脳が認識する世界は必ずしも現実とイコールではない」ことがわかります。それが顕著にわかる例は、アメリカの神経科医が書いたロングセラー『脳のなかの幽霊』（角川書店）に多く載っています。失った右手に痛みを覚えると訴える患者に対し、鏡に左手を写す箱によって〝両手〟があると錯覚させることで痛みをとった……などさまざまな症例と治療例が描かれています。こうした奇妙に思える現象が私たちの体に起こり得るのは、私たちが体感している〝現実〟は、体の〝感覚〟から得た情報で築き上げた世界だからなのです。

感覚の刺激が乏しいとボディスキーマは弱り、脳はバグを起こして不調につながります。視覚に頼り過ぎる現代人の生活では、ボディスキーマはますます弱って悪循環になりやすい状態です。しかし、運動でメンテナンスをすれば、脳と体は適切にチューニングされるのです。

ちょっとした刺激で脳は目覚める

じつは、42ページの「寄り目だけで体が柔らかくなるテスト」は、この脳と体の仕組みを応用したものです。〝寄り目〟をするときには、脳が眼球を動かす筋肉に「動け」と信号を出します。その信号を出しているのが「滑車神経」と呼ばれる脳神経です。そして、滑車神経の本部がある中脳の役割の1つが〝体を丸めやすくする〟というもの。スマホやパソコンばかり眺めている生活だと、目は決まった方向にしか使われず、場合によっては中脳の機能は低下しています。そこで普段はしないような目の使い方をすれば、新たな刺激を与えることができます。その結果、中脳の機能が改善されたことで、体を丸めやすくなったわけです。テストで変化がなかった方は、日頃から滑車神経を適切に刺激できているのかもしれません。

このように、ちょっとした刺激でも脳は瞬時に目覚めます。とはいえ、サビついた体で急にハードな動きをするのは怪我の元になります。体を呼び覚ます順序は、発達ピラミッドと同じく土台からです。ボディハック・トレーニングは、ボディスキーマの土台である感覚システムに適切な刺激を与え、脳と体の不調を段階的に改善していく仕組みになっています。

小さくても超重要な小脳

頭の中の小さな巨人

ヒトの脳は「大脳」「小脳」「間脳」「脳幹（中脳、後脳、延髄）」の４つの領域に分けることができます。じつは、小脳は〝小〟と名乗りながら、間脳や中脳よりも大きく、ボディスキーマを鍛えるうえでも極めて重要な役割を持ちます。

実際に、小脳の表面のシワシワは大脳よりも多く、広げてみると大脳の皮の半分以上も面積があります。さらに、神経細胞の数にいたっては約１６０億個ある大脳の４倍以上にあたる約６９０億個もあります。［※注］これほど脳細胞があるわけですから、脳のエネルギーの半分以上が小脳で使われています。小柄ながら優秀なアスリートを「小さな巨人」と称賛することがありますが、まさに小脳も頭の中の小さな巨人なのかもしれません。

［※注］理化学研究所、2018
https://www.riken.jp/press/2018/20180326_1/index.html

もし体が1つの会社だったら?

もし体が１つの会社だったとしたら、脳は文字通り会社のブレインである役員たちが揃っている箇所です。彼らは体にさまざまな反応を起こさせるための命令を出しますが、その命令を下すためには情報が必要となります。実際の会社でも、経営陣が戦略を練るためには現状の数字が現場の社員から上がってくる必要がありますよね。

脳を役員集団と考えると、思考を司る前頭葉はCEO（Chief Executive Officer＝最高経営責任者）であるのに対し、運動を司る小脳は実務を全面的に担当するCOO（Chief Operations Officer＝最高執行責任者）のような存在です。世界的大企業のアップル社の現CEOを務めるティム・クック氏も、前CEOスティーブ・ジョブズ氏をCOOとして支えていました。実質上のリーダーとも言える小脳は、インプットとアウトプット、すべての感覚刺激が通過するため、直立二足歩行で動き回るヒトの体になくてはならないものなのです。

また、近年の研究では運動に関するものだけでなく、小脳の認知に関する機能も注目されており、言語能力や知的能力にも影響を与えていると考えられています。まさに発達ピラミッドのとおりです。

小脳の機能

自分で体を動かすときに生じる情報のすべては小脳を経由するので、小脳の機能はヒトの活動のすべてを支えているとも言えます。その小脳には、主に3つの機能があります。

1つめは、平衡を保ち、目の動きをサポートし、頭の動きをキープする機能で、〝前庭小脳〟と呼ばれています。歩行中や片足立ちの際、片足でバランスを保って重い頭がグラグラしないようにしなければいけませんよね。その際に働いている機能がこの前庭小脳です。3ページで試してもらった「片足立ち」でテストしたのはここです。

2つめは、姿勢の維持をサポートする機能で〝脊髄小脳〟と呼ばれています。発達ピラミッドの土台となっている表在感覚と深部感覚の情報を脊髄からキャッチしています。

3つめは、〝大脳小脳〟と呼ばれ、滑らかな動作をとったり、絶妙な力で物を握ったりと出力調整をサポートする機能になっています。

ボディハック・トレーニングでは、こうした小脳の機能のすべてを使ってボディスキーマを鍛えていきます。

ちなみに、「自分の小脳はどのくらい弱っているんだろう？」と思う方は、第3章のコラム（116ページ〜）にて小脳の働きをテストできるので、ぜひチェックしてみてください。

ちょっとしたことから始めよう

知っているだけでは変われない

これまで説明してきたように、現代人特有の疲労と不調は、脳と体の細胞レベルでのバグが原因です。その大きな要因は、感覚センサーの低下による脳への情報不足。だからこそ、**不調を改善してパフォーマンスをあげるためには、運動によって体のセンサーを呼び覚ます必要がある**ということが、おわかりいただけたかと思います。

他の動物と異なり、ヒトは脳を進化させることで生き延びてきました。進化した新しい脳はヒトの象徴でもあります。思考や知識というイメージが強い脳も、生物としての臓器。酸素・栄養・刺激によって、脳は体を生かすための司令塔として働き続けているのです。

知識ばかりの人を「頭でっかち」と言いますが、体を動かすことで脳は活性化し、脳が活性化することで体はより高いパフォーマンスを発揮できます。このゴールデン・バランスを生み出すものこそ、行動と継続なのです。知識だけではなにも変わりません。というよりも、実のところ、不調を生み出す生活習慣を続けるということは刻々と不調を深めている状態。悪い体づくりを積極的に長時間フルタイムでやっているようなものです。いま手をうたないと、健康な状態へ戻すのにさらに時間がかかってしまいます。

悪いエクササイズからよいエクササイズへ

不健康につながる悪い姿勢や呼吸、生活習慣は、言い換えれば悪いエクササイズを毎日8時間以上も行っていることになります。それに対し、本書でご紹介する不調を改善するよいエクササイズは10分程度……。結果を出すには、どうしたらよいでしょうか？ 一刻も早く始め、結果が出るまで続けていくことが大切ですよね。

そうは言っても、無理をしても続かないので、確実に結果につなげられるよう、いまの自分に合った頻度やレベルから始めていきましょう。そのために本書では第3章で現状を知る「ボディチェック・テスト」、第4章でレベルごとの「ボディハック・トレーニング」をご紹介しています。

ここでは、実践に入る前に、続けられるためにできることを一緒に考えていきましょう。

"いまの自分"が続けられるプランを立てよう

残業や飲み会があったりと、計画通りにならないことはよくあることです。ボディハック・トレーニングは毎日行っていただくことを想定していますが、これはあくまで理想です。ご自身の都合に合わせて、無理のない続け方を探しましょう。168ページからは、「簡略メニュー」「平日メニュー」「週末メニュー」などを紹介しているので、毎日行うのが難しい方は、ぜひ取り入れてみてください。

また、計画を立ててもなかなかできないという場合は、妨げになっている理由を書き出してみましょう。「夜は飲み会があったり疲れていたりで、なかなかできない」「夜は自分の時間が寝る時くらいしかない」となれば、朝にできるものを優先して行いましょう。「部屋が狭くてできない」「完全に時間がない、なかなかできない」という場合も、オフィスで座りながらできるものだけでもOKです。少しでも始めて継続できれば、必ずそれに伴う変化を実感でき、モチベーションにもつながるはずです。

第2章のまとめ

体のパフォーマンスは、脳にある運動プログラミングのもととなる「ボディスキーマ」の状態に大きく左右されます。「身体図式」とも呼ばれるボディスキーマは、生存本能に基づくもので「自分がいま〝どこでどう〟なっているのか」を脳が認識するために重要な感覚システムです。

この感覚システムへの刺激が乏しい生活を続けていると、ボディスキーマは弱り、脳と体のパフォーマンスが悪化してしまいます。そのために、感覚システムの土台である表在感覚・前庭感覚・深部感覚を鍛える最高の〝脳トレ〟である運動が重要なのです。

脳と体が生まれ変わるには、日々の行動と継続が大事です。そのために、次の章では、「ボディハック・トレーニング」の前に、「ボディチェック・テスト」でまずは自分の脳と体の〝現在地〟を確認してみましょう。

コラム②

スマホと脳の危険な関係

現代＝目からの視覚情報がとにかく多い時代！

当たり前のように目に映ったものを何気なく見たり読んだりしている私たちですが、じつはこれができるのも、脳が眼球を動かし、レンズと瞳孔を調節し、さらに複雑な情報を統合しているからです。

赤ちゃんは生まれたばかりだとグレースケールの世界しか見えていないと言われています。そこからいま当たり前のように見えている状態になるまでには、いくつもの発達のステップを踏まなければなりません。

このステップの土台にあるのが「視覚」。そもそも見ることができないと視覚情報は脳に届けることができません。次に「入力情報を整理する能力」を脳が得ることで、視覚情報が整理されるようになります。そして、「目と手のコーディネーション」「視覚・空間認知」が発達し、物の奥行きや距離感を理解して物の扱いの器用さも増していきます。やがて目・動作・記憶力のつながりが強くなっていくと言われています。そこに眼球運動の複雑さも加わります。左右上下の動きや、見たいものに焦点を当てるピント合わせなどなど、ここまで説明しただけでも「視覚に関する情報処理ってめちゃくちゃ負荷が大きそう」と思わずにはいられませんよね。しかも現代はスクリーン地獄です。スマホ、パソコン、テレビ。街中だけでなく、電車の中の広告もデジタルになるような時代に、私たちの目は起きている時間の大半をスクリーンに向けていると言っても過言ではありません。

眼球の動きも偏りがち

ところが、私たちの眼球は意外にも同じ方向にばかり動きがちです。スマホやパソコンは見下ろすことが多く、視線の動きも真ん中から下へ、指でスクロールしたものを追う動作の繰り返し。テレビも同じように真ん中からテロップのある下へと下がる動きに固定されがちです。目が上を向くと舌も上顎にあるスポットへと上がる傾向があるのですが、下ばかり見ていては舌の力も弱ってついつい口がポカンと開いてしまいます。それでは口呼吸になり、その弊害で健康に害が及んでしまいます。

また眼球をほぼ動かさないでいると、さまざまな感覚刺激によって支えられている複雑な情報処理もあっという間に劣化してしまいます。目を閉じて歩くのが難しいように、私たちの日々の動きのほとんどは視覚情報を頼りにしています。そのため、目に関するボディマップが弱ってしまうと、体全体のパフォーマンスも落ちてしまうと言っても過言ではないのです。

最強のスマホの持ち方

ついスマホを長時間見てしまい、肩凝りや眼球酷使、疲労感やストレス、親指の痙攣を体験したことのある方も多いかもしれません。スマホから逃れられないのが現代人の宿命なら、せめて365日持ち続けるスマホの持ち方を変えてみるのも手です。

最強のスマホの持ち方

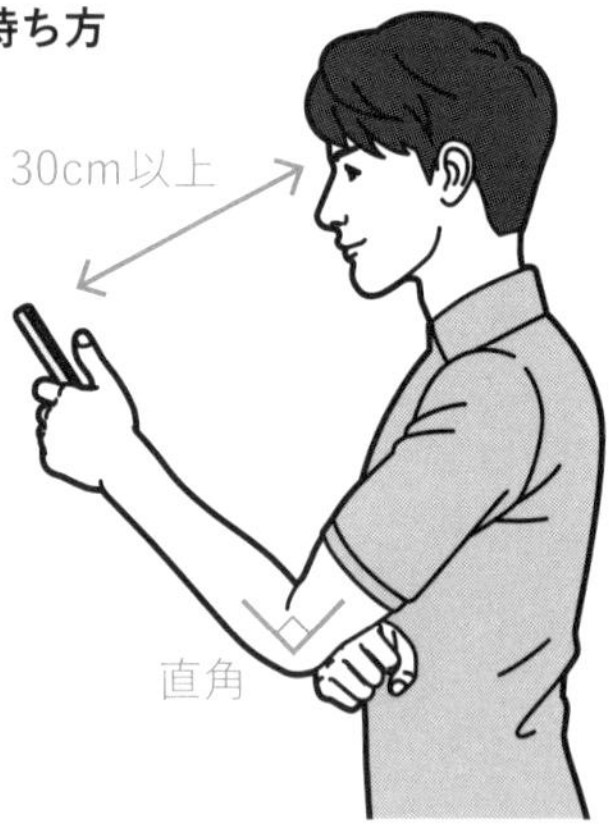

そこで、いちばん体にダメージの少ない「最強のスマホの持ち方」を考えてみました。とても簡単です。肘を90度に曲げてスマホを持ち、その肘の下に別の手でつくったグーを入れて支えるだけ。

この姿勢のメリットは2点。1つ目は「スマホの高さを保てる」ことで猫背・肩凝り・口呼吸予防ができる点。2つ目は「画面まで30㎝以上保てる」ことで目に優しく脳へのストレスを軽減する点。持ち方1つ変えてみるだけでも、負担は変わりますよ。

ながら作業で体は休まらず、鈍化していく

スマホに関してさらに注意したいのが、ながら作業です。いわば体は数多くの細胞と組織が集まったONE TEAM。1つの目標に向かい、協力プレイで行為を成し遂げています。ところが、スマホを見ながら別の動作をとることは常にリラックスできない状態をつくり、感覚刺激の偏りも起こします。たとえば、スマホを見ながら食事をとる〝スマホ飯〟と呼びたくなるような食事は、リラックスできないため消化機能にスイッチが入りません。食事に対する欲求や準備の高まりもないため、唾液の分泌量が増えないのです。このように、視覚情報とのミスマッチが起こってしまえば消化

不良にもつながってしまいます。同じ栄養価でも、視覚情報も含めて食事を摂ることでその効果は上がります。食事中はスマホを置いて食事に集中することで、さまざまな感覚刺激を受け、かつ栄養もしっかり摂ることができるのです。

ブルーライトメガネは万能ではない

眼球のダメージといえば、ブルーライト対策は大切です。ディスプレイを見続けることで自律神経の乱れにもつながり、脳と体にバグが生じる要因の1つになってしまいます。ヒトは日中の太陽の光のもとで活動し、暮れて夜の帳がおりると眠りにつく生き物です。ところが、夜になっても煌々とした光にさらされ続けると、体内時計が狂ってしまいます。

そのため、デバイスと切っても切れない関係にある現代人の暮らしにおいて、ディスプレイとの付き合い方は健康を保つうえで非常に大切だと言えます。そこでおすすめなのが「ナイトシフト（夜間モード）」と「スクリーンタイム」を設けること。「ナイトシフト」は時間帯に合わせて徐々にディスプレイの色温度を変えていく機能です。夜につれて暖色にしていくことで目の疲れを軽減してくれます。また明るさが低くなっていくため、日中の光を受けているような感覚も減るかもしれません。

「ブルーライトをカットしたいならブルーライトメガネで十分では？」というご意見もあるかもしれませんが、私はあまりおすすめしません。本来必要な太陽のブルーライトもカットしてしまう影響を考えれば、ブルーライトをカットする効果のあるシートをスマホ画面に貼った方がいいように思います。

ただし、それでも目を使い続けていることには変わりないので、いちばんのおすすめは、20時以降はスマホを手放すこと。設定時間に画面がオフになり、通知なども翌朝までしない機能もあるので、依存気味の方はこうしたスクリーンタイムをうまく利用しましょう。

プチ〝デジタル・ミニマリズム〟のススメ

夜は通知ＯＦＦ推奨とお話ししましたが、そもそも日中の通知も注意が必要です。仕事中やなにかに集中している最中も、通知がたびたびくると意識が削がれてしまい、注意欠陥になるなど、認知機能への影響も考えられます。

複数のことに意識が向けられ、注意力が散漫になることは仕事の効率も落としますが、脳にとっても負担が大きくエネルギーを無駄遣いしてしまいます。目の前のものに集中できず、あれこれと心がさまよっている様は「マインド・ワンダリング」と呼ばれます。これは、一説ではじつに1日の脳の消費エネルギーの6～8割も使われているとも言われています。発想の豊かさにもつながるので一概に悪いというわけではありませんが、あれこれ考えたのちに疲れを感じるのはこのマインド・ワンダリングによるエネルギー消費のせいとも考えられます。

効率の面でも認知機能の面でも、目の前のことに集中できる環境を整えるのはとても大切なことです。「デジタル・ミニマリズム」や「デジタル・デトックス」という言葉もあるように、デジタル製品から離れる時間を寝る数時間前に設けてみるだけでも眠りの質や心の穏やかさにもつながるでしょう。

第3章

自分の体の現在地を知るボディチェック・テスト

この章では、いまの自分の体の機能がどうなっているのかを体感できるボディチェック・テストを受けてみましょう。必要な酸素をしっかりと取り込めているか、ボディスキーマは弱っていないか、その現状を把握することで自分の体について知ることができます。

体の現状を把握しよう

目的地へ行くには、現在地を知るのが大事

誰しも受けたことのある健康診断は、そのほとんどが体の内側にフォーカスしています。しかし、現代人特有のとれない疲れや、病気と診断されない〝なんとなく〟の不調の原因は、脳細胞レベルの疲労。それを知るには、体の外側のチェックが必要不可欠です。

「腰が痛い」「背中が痛い」と言いますが、〝痛み〟は脳で生じるもの。傷つく、炎症を起こすなどのトラブルが発生すると、命の危機につながるため「ストレスを与えられている！」という情報が体から脳へ届けられます。脳は対処する行動を促すために〝痛み〟というアウトプットを出すのです。しかし、その痛みを感じる箇所が原因とは限りません。ここまで読まれた方ならお気づきかと思いますが、その背景には刺激の不

足や偏りによって脳（ソフト）にバグが起こっている可能性が大きいのです。**健康体という目的地へ行くには、現在地を知ることが大切です。**ボディチェック・テストをして、自分のどこにバグが起こっているのかを確認していきましょう。

評価ポイント

ボディチェック・テストでは、①柔軟性、②骨格、③呼吸、④身体操作、⑤感覚神経の5つの能力をチェックします。

①柔軟性

関節がどのくらい動くのかをチェックします。可動域とも関連しますが、かた過ぎると脳の機能の低下や怪我にもつながります。ただし、異常に柔らか過ぎても脳への情報が減ってしまい、関節を痛めることもあります。

②骨格

骨格に歪みがないかをチェックし、肋骨と骨盤、この2つがズレていないかを見ます。歪みがあると正しい姿勢がとれず、疲れやすい体になってしまいます。

③呼吸

第1章で説明したとおり、呼吸が浅い人はそれだけで疲れてしまいます。「肩凝り」「腰が凝る」「反り腰」といった症状のある人は、ほとんど呼吸にトラブルがあります。呼吸改善ができればこうした症状も解消できます。呼吸を変えずして体は変わりません。ボディチェック・テストでも最初に確認します。

④身体操作

自分で体を動かした際の可動域を確認します。たとえば「腕が上がらない」「足が上がらない」という方も他人の助けを借りるとさらに上がることがあります。これは、脳と体の連絡がうまく取れていないせいです。体幹トレーニングなどで鍛えていけば動かせるようになります。

⑤感覚神経

ボディマップの現状をチェックします。足の小指をうっかりタンスの角や扉にぶつけてしまう方は、とくに要チェックです。ボディハック・トレーニングを行う過程で小脳も活性化され、自然と姿勢もよくなります。

5つの能力はそれぞれに独立しているのではなく、関連し合ってもいます。本書では、「呼吸」3つ、「ボディスキーマ」5つ、計8つのテストを通してそれぞれを確認していきます。また、運動不足のテストとして「小脳」のテスト3項目を116ページのコラムに載せています。そちらもぜひテストして現状把握にお役立てください。

健康ならできるエクササイズ

ボディチェック・テストの結果を記入するチェックリストは、97ページにあります。テストでは、項目ごとにやり方の説明とポイントも一緒に記載しています。現状の確認だけでなくバグの原因やテストの意味も理解して、自分の脳と体の状態をしっかり把握しましょう。

テストというと難易度が気になる方もいらっしゃるかもしれません。しかし、どれも脳の機能がしっかりと働いていてパフォーマンスを適切に出せる状態であれば、当たり前のようにできる内容です。説明だけを見ると「簡単にできそう」と思えるかもしれませんが、1つずつしっかりテストして、各「ポイント」ごとに○・△・×をチェックリストに記入していきましょう。

もしチェックリストのすべてに○がついたら、脳と体はバグのない健康な状態です。ただし、脳は常に更新され続けるもの。ボディハック・トレーニングを続けることで、脳と体の結びつきを維持することが可能です。現状維持のためにも本書を引き続きお読みください。

さて、いよいよボディチェック・テストです！　合計8つのテストを1つずつ順番に行い、結果をチェックリストに記入していきましょう。

くれぐれもテストは頑張らずに受けてください。あくまでも目的は「現状を把握する」こと。気張らずに適切にテストを行い、いまできることを確認しましょう。

チェックリスト

ステージ	テスト	例	1回目	2回目	3回目
呼吸	①息止め	△			
	②ロールアップ	△			
	③拡張テスト	×			
呼吸の合計点	○1つ=2点 △1つ=1点 ×1つ=0点	2			

「ポイント」に従って、○・△・×を記入

点数を換算し、記入

・0〜2点：呼吸に問題あり⇒【レベル①】のメニューへ
・3〜4点：呼吸に改善の余地あり⇒【レベル②】のメニューへ
・5〜6点：呼吸に問題なし⇒【レベル③】のメニューへ

ステージ	テスト	例	1回目	2回目	3回目
ボディスキーマ	①指鼻タッチ	△			
	②指指タッチ	×			
	③肘膝タッチ	×			
	④閉眼片足立ち	△			
	⑤タンデムVOR	△			
ボディスキーマの合計点	○1つ=2点 △1つ=1点 ×1つ=0点	3			

「ポイント」に従って、○・△・×を記入

点数を換算し、記入

・0〜3点：ボディスキーマに問題あり
・4〜7点：ボディスキーマに改善の余地あり
・8〜10点：ボディスキーマに問題なし

※すべての項目が○になれば理想の状態です

呼吸 ①

Test Name

息止め

概要

これは、苦しくなく息を止めていられる時間で「二酸化炭素が溜まっていくことに体が慣れているか」をチェックするテストです。細胞レベルで酸欠を起こしていないかを知ることができます。呼吸は、体を変えるための大事なファーストステップ。素直にいまの状態を知ることが大切です。タイミングとしては、起床後すぐがおすすめです。

我慢を競うのではなく「息が吸いたくなるまでの時間」を知ることを念頭に行ってください。計測中に首やお腹に力が入る、息が苦しいと感じる、あるいは計測後に思わず息を吸ってしまう場合は、息を吸いたくなる時間が過ぎているサイン。はじめはどうしても苦しくなるまでやってしまうので、3回テストを行ってその平均で評価しましょう。

理想は40秒。10秒未満の方はアレルギーや鼻づまり、冷え性などのトラブルがあることも考えられます。テスト結果が悪い方は普段から酸欠気味で、無意識のうちに息を吸おうと頑張っているため、呼吸改善が必要になります。

チェックポイント

○30秒以上：よい状態。40秒以上が理想。まだ伸び代あり

△20～29秒：毎日の呼吸トレーニングを推奨

×19秒以下：呼吸に大いに問題あり！　改善必須

手順

①ストップウォッチを用意して姿勢を正して楽に座る
②呼吸を落ち着かせたら鼻から少し息を吸う
③小さく溜息をつくように鼻から息を少し吐き出す
④素早く鼻をつまみ、息を止めたらストップウォッチをスタート
⑤息を吸いたくなるまでの時間を計測する
⑥これを3回行い、タイムの平均を出す

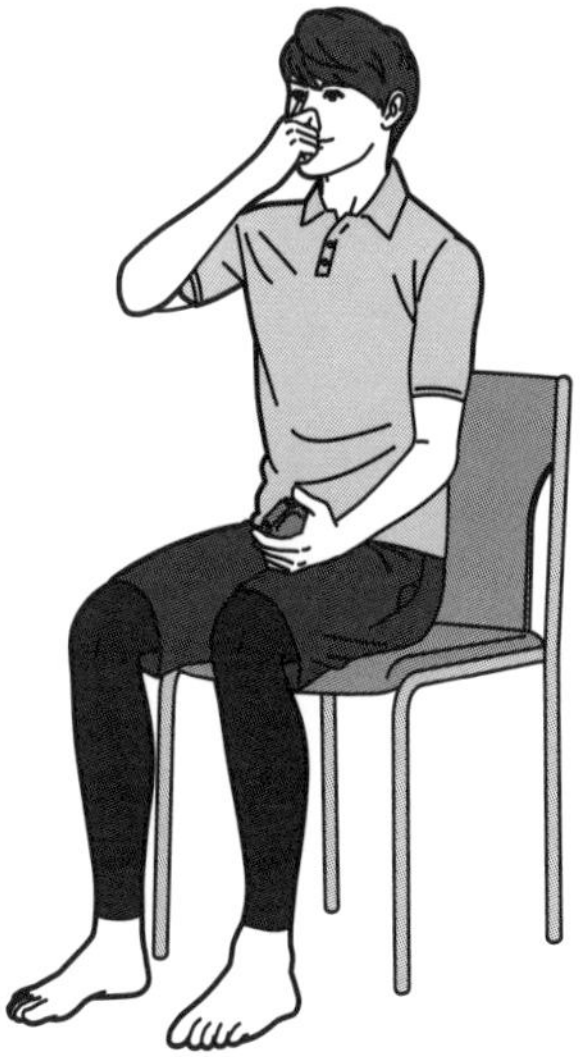

呼吸②

Test Name

解説動画

ロールアップ

概要

これは足に当てずにタオルを通せるかを見て「背骨と肋骨の柔軟性」をチェックするテストです。タオルを足に当てずに通すためには背骨を丸め、肋骨を下げる必要があり、それぞれの柔軟性をチェックすることができます。

背骨と肋骨が硬いと、肺の膨らみに偏りができ、呼吸が正常に行えません。呼吸が速く浅い方は、肋骨の歪みが見られます。普段から息を吸い過ぎの方は肺が膨張してしまっているため、横隔膜も下がったままの状態になってしまいます。それでは、肩凝りや頭痛を引き起こすことにつながります。

勢いをつけると柔軟性にかかわらず通ってしまって正しい結果を出せません。そのため、無理に通そうとせず、正しい姿勢を意識してテストしてみましょう。

チェックポイント

○膝を閉じたまま可能：背骨と肋骨の柔軟性は十分

△膝が多少開いてしまうが可能：改善の余地あり

×通せない：背骨と肋骨がかたく、呼吸にエラーが起きている可能性あり

手順

①仰向けになり、タオルを肩幅で持つ
②膝を閉じた状態でくっつけたまま、足の向こうにタオルを通す
※タオルを握る手に隙間ができたり緩んだりしないように注意する
③通したタオルを再び足がつかないように通して戻す

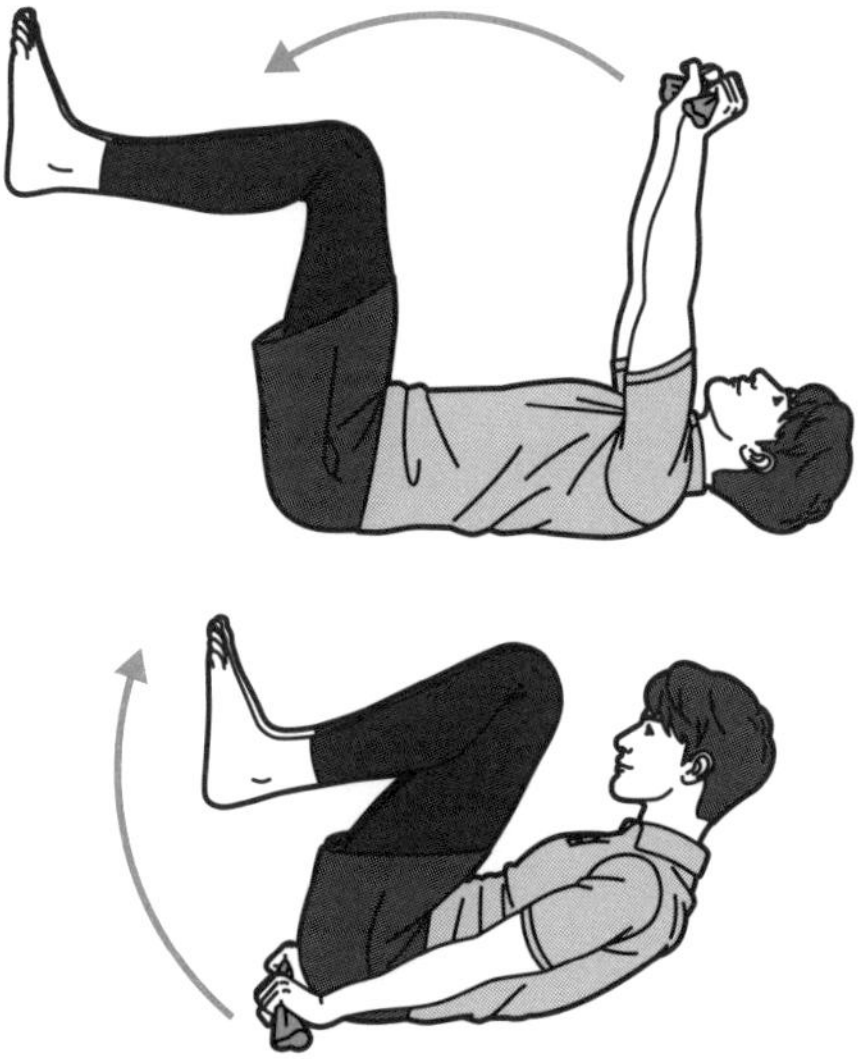

呼吸③

Test Name

拡張テスト

解説動画

概要

これは呼吸時の胸とお腹の動き方で「横隔膜が正常に動いているか」をチェックするテストです。これによって呼吸数やその深さがわかります。腹式呼吸でゆっくりと息を吸い込み、しっかりと横隔膜が下がると内臓は下に押され、自然とお腹も膨らみます。ボールを上から押しつければボールが横に膨らむイメージです。

しかし、横隔膜が十分に上下に動かないと、代わりに胸の筋肉を使って肋骨をひろげて空気を肺に押し込む呼吸になります。横隔膜は上半身と下半身を結ぶ「大腰筋」と呼ばれる筋肉ともつながっているため、横隔膜が十分に動かないと姿勢も悪くなります。

普段の呼吸を知るため、無理にお腹に力を入れることなく、リラックスした状態で3回ほど繰り返してテストを行いましょう。

チェックポイント

○お腹が膨らんで続いて胸も膨らむ／お腹と胸が一緒に膨らむ：ゆっくりと呼吸ができている状態

×胸が先に、あるいは胸かお腹しか動かない／息を吸うときに背中や腰が床から浮いてしまう：浅く速い呼吸になっている状態

手順

① 仰向けになり、両膝を立て拳幅に開く
※このとき、腰が浮かず背中全体が床につくようにする
② 片手を胸に、もう片方の手はお腹の上に置く
③ 口から息を5秒間吐き、その後に鼻から5秒間吸う
※リラックスして普段のとおりに呼吸する
④ 3回繰り返す

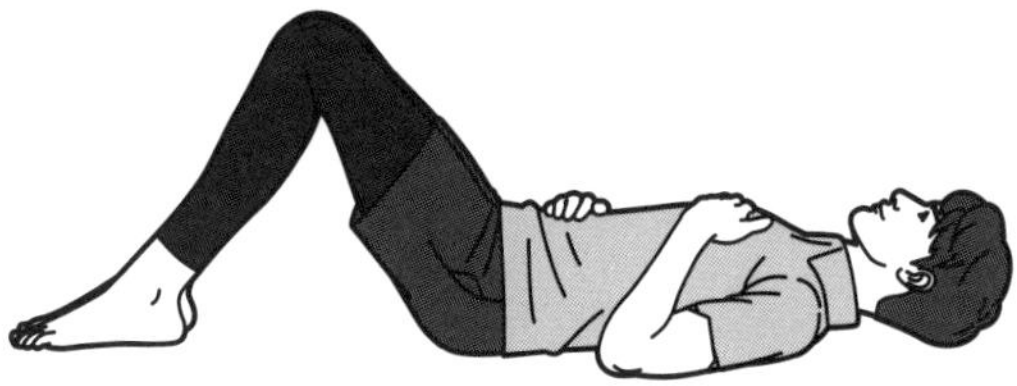

ボディスキーマ①

Test Name

指鼻タッチ

解説動画

概要

これは目を閉じて鼻に触ることで「ボディマップがしっかりしているか」、そして「小脳の機能がきちんと働いているか」をチェックするテストです。ボディマップがしっかりしていれば、どの指でも正確に鼻先をタッチすることができます。

正確に鼻に触れるためには、小脳を働かせて、腕や手、体の中心を安定させつつコントロールする必要があります。指が鼻先からずれてしまったり、鼻を探すように動いてしまう場合は、ボディマップや小脳の働きが弱まっていると考えられます。

８本それぞれでテストしていき、すべての指で正確にタッチできれば、ボディマップも小脳もよい働きをしている可能性が高いです。

チェックポイント

○７本以上：ボディマップと小脳がしっかり働いている可能性が高い

△４～６本：ボディマップがぼやけ、小脳が少し弱っている

×３本以下：ボディマップがかなりぼやけ、小脳が弱っている

手順

①リラックスした姿勢で立ち、両手を前に伸ばして目を閉じる
②右手の人指し指の先端を鼻先につけ、元の場所に戻す
※指先が鼻に向くように手首の角度に気をつけ、スピードを落とさない
③同じように中指、薬指、小指の先端を順に鼻先につける
④右手の4本ができたら、左手も同様に繰り返す

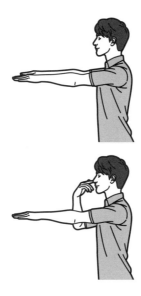

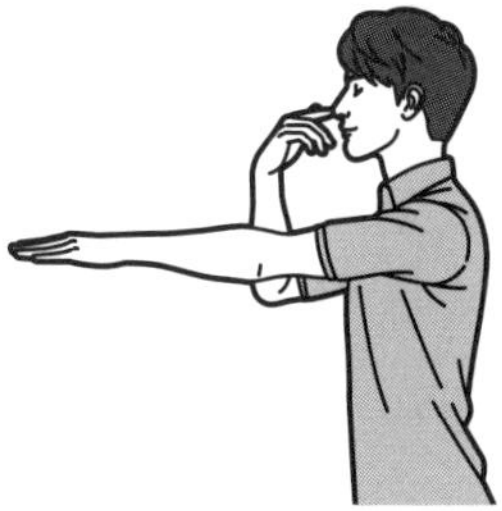

ボディスキーマ②

Test Name

解説動画

指指タッチ

概要

これは左右の手の共同の動きが必要になるテストです。両手のボディマップがぼやけていたり、左右で感覚とコントロールに差があると正確にできません。目を閉じて指と指を合わせることで、脳の中にあるボディマップが弱っていないか、脳が指先の位置をきちんと認識できているのかをチェックします。ボディマップがしっかりしていれば、目を閉じていても意図する箇所に触れることができますが、あやふやになっていると指先が合わず、すれ違ってしまいます。

ポイント

○5回以上：ボディマップに問題なし

△3～4回：ボディマップがややぼやけている

×2回以下：ボディマップがぼやけており、強化が必要

手順

①リラックスした姿勢で立って腕を広げ、両手の人差し指で一本指をつくる
②目を閉じ、正面を向いたまま、上の方で人差し指の先を合わせる
※スピードが落ちないように気をつけ、しっかり先端を合わせる
③下の方でも同じように指先を合わせる
④今度は、左側の上下でそれぞれ指先を合わせる
⑤次に、同じように右側の上下でそれぞれ指先を合わせる

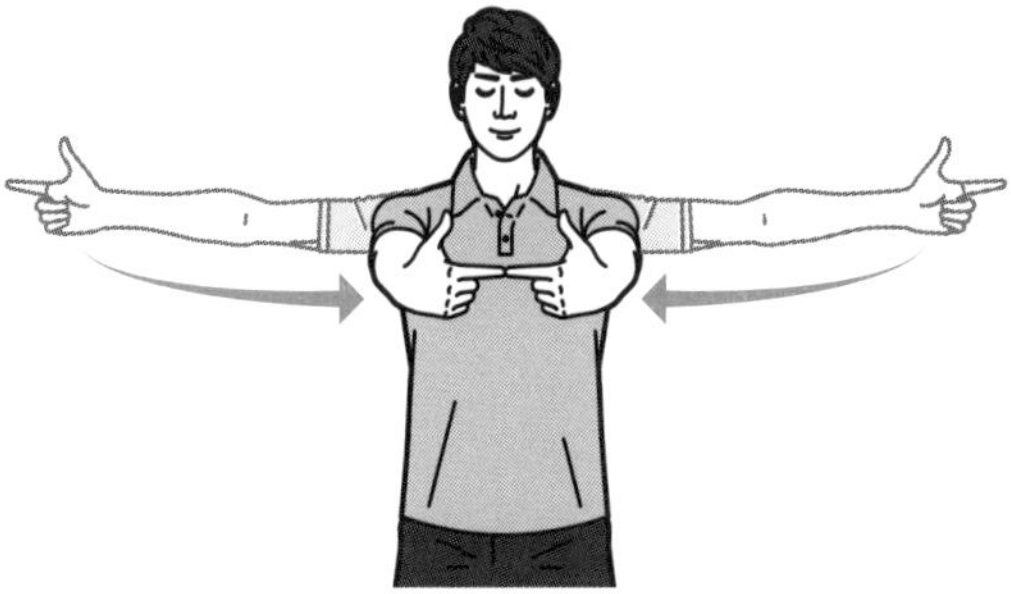

ボディスキーマ③

Test Name

肘膝タッチ

解説動画

概要

これは不安定な姿勢でバランスを取りながら肘と膝をタッチすることで「ボディマップがしっかりしているか」をチェックするテストです。筋肉や腱で筋肉の伸びなどを察知する深部感覚によって「肘や膝がどこにあるのか」「どの程度関節を曲げればくっつけることができるか」を脳は知ることができます。

脳が肘と膝の位置を正確に理解していれば、スムーズにくっつけることができます。ぐらついたり倒れたりしてしまうのは、小脳などのバランスを司る部分の働きが低下し、アウトプットを高速処理できていないためです。

ポイント

○両方３回：ボディマップ、前庭、小脳がきちんと機能している

△片側あるいは両方１～２回：ボディマップ、前庭、小脳が弱っている可能性あり

×両方０回：ボディマップ、前庭、小脳が弱っている

手順

①四つん這いになり、両足のつま先を上げる
②右腕と左足を一緒に伸ばす
③右腕の肘、左足の膝を3回くっつける
※肘と膝を視線で追ったり、見ながら当てるのはダメ
④反対の左肘・右膝を同様に3回くっつける

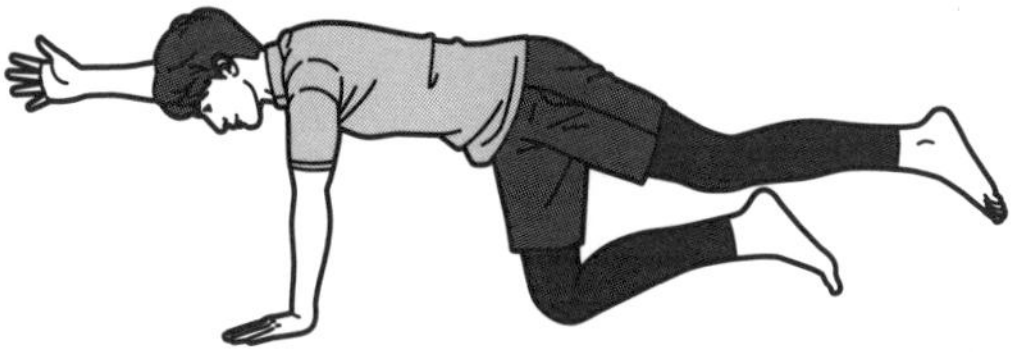

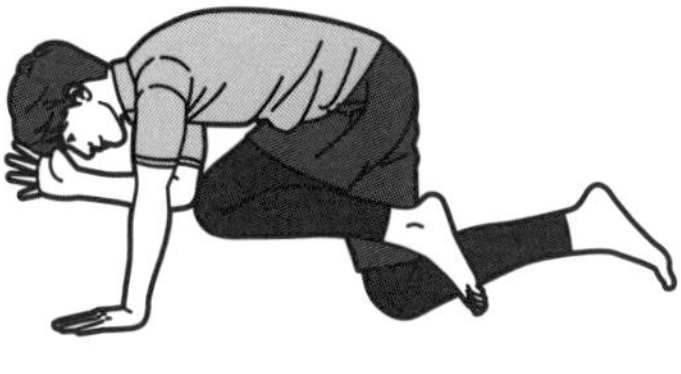

ボディスキーマ④

Test Name

閉眼片足立ち

解説動画

概要

これは片足立ちで「ボディマップ」と平衡を保つための「前庭感覚」をチェックするテストです。平衡を保って頭の位置をキープする機能がしっかりと働いているかどうかがわかります。前庭は、頭の位置を感じる三半規管や重力を感知している耳石から情報をキャッチしています。重力やバランスに対する情報がしっかりとインプットされ、前庭が体へ平衡を保つように指令を出し、体が適切にそれをアウトプットできれば、目を閉じていても片足立ちでバランスを保てます。

ポイント

○左右ともにぐらつかずに20秒キープできる：問題なし

△左右ともにぐらつきながら20秒キープできる：ボディマップが弱っている可能性あり

×左右ともにキープできない：ボディマップ・前庭ともに問題あり

手順

①右足を上げて片足立ちをする
②眼を閉じてそのまま20秒、片足立ちの姿勢をキープする
③左足を上げて同じように行う

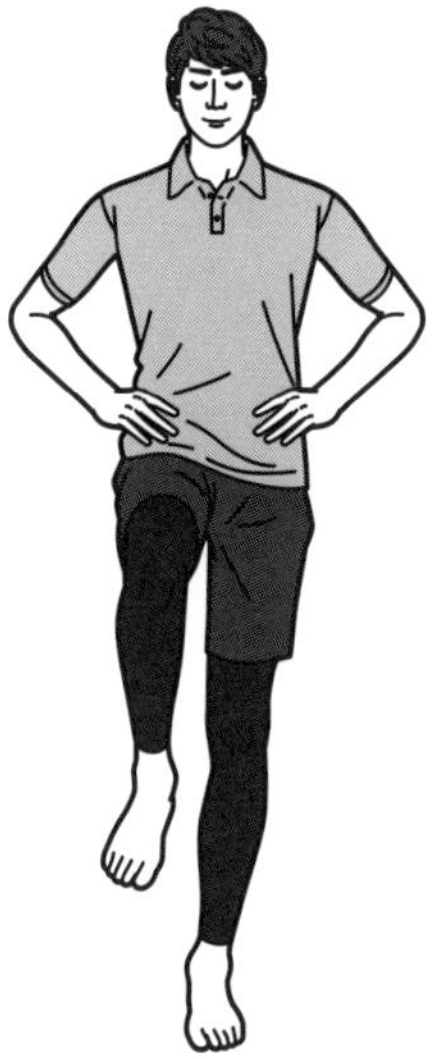

ボディスキーマ⑤

Test Name

解説動画

タンデムVOR

概要

これは一直線に立ち、頭のみ動かすことで「ボディマップ」「三半規管」をチェックするテストです。タンデムとは両足のつま先とかかとをつけた状態を指します。水平にバランスを保つために前庭の機能がしっかりと働き、それぞれの足がバランスを保つために地面をとらえることができれば倒れることはありません。

ＶＯＲは「前庭動眼反射（Vestibulo Ocular Reflex）」を指し、頭の位置を認識し、姿勢の維持に貢献します。頭が動いても対象物をブレずに目で認識し、バランスを保てるかをチェックします。

ポイント

○左右ともに倒れない：問題なし

△どちらかで倒れる：平衡感覚や小脳が弱っている可能性あり

×左右ともに倒れる：ボディマップ・平衡感覚ともに問題あり

手順

① 右足のかかとに左足の爪先をつけ、両足を前後に揃えて立つ
② 体の前で持ったペンを見つめたまま、素早く頭のみを左右へ動かす
※ペン先をぶらさないよう気をつける
③ 5回繰り返す
④ 足を入れ替え、②③を繰り返す

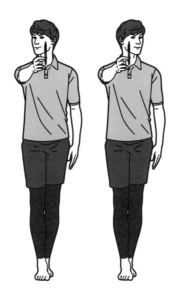

衰えているなら、鍛えなおせばいい

さて、ボディチェック・テストの結果はいかがでしたか？

もしかすると予想外にできなくて愕然としている方もいらっしゃるかもしれません。ある企業セミナーで20名の方に閉眼片足立ちのテストをしていただいたところ、全員が次々と倒れたこともあります。「これくらいできる」と思っているものも、実際にボディチェック・テストをしてみると驚く結果が出るものです。

テストの結果は97ページのチェックリストに記入し、○＝2点、△＝1点、×＝0点として、「呼吸」と「ボディスキーマ」のそれぞれの合計点を計算して記入してください。

体の基礎である「呼吸」の合計点によって、ボディハック・トレーニングのスタート地点が【レベル①〜③】に分かれることになります。

たとえ呼吸とボディスキーマの合計点が0点でも、ご安心ください。なぜなら、これによってあなたの不調の原因が判明し、それを改善するのが本書の目的だからです。

また、ボディチェック・テストは1回限りのテストではありません。日々のメンテナンスによって呼吸とボディスキーマが整ってきたと感じたら、現状把握のためにボディチェック・テストに戻ってきてください。目安は15日ごとです。チェックが増えていくことも実感できるはずです。

最終ゴールは、チェックリストのすべてを○にすること。その頃には、快活な脳でスポーツも存分に楽しめるようになっているはずです。

次ページからは「小脳の機能が低下していないか」をチェックする簡単なテストを掲載しています。運動不足のチェックになるので、ぜひ気軽にテストに挑戦してみてください。

小脳 ①

Test Name

タップテスト

紹介

手足を細かく速く動かす運動（巧緻運動）も小脳の働きによって行われるものです。この動きが思っているよりも遅くなる場合は、その足の側の小脳が弱っていると言えます。たとえば、左足の動きが遅いのならば、左側の小脳の機能が低下していると考えられます。

説明

① 右足のかかとを地面につけたまま、できる限り速く大きく足先で20回地面をタップし続ける
※座ってやっても、立ってやってもOK
② 左足も同様に行う

ポイント

○両足とも素早くタップできる：問題なし
△片足が思ったよりもタップできない：小脳が少し弱っている
×両足ともに思ったよりもタップできない：小脳が弱っている

小脳 ②

Test Name

クラップテスト

紹介

こちらのテストでは、手を細かく速く正確に動かせるかを見ることで、小脳の機能が低下していないかをチェックします。タップテストと同様に素早く誤差がないように行いましょう。遅れが出る側の小脳は弱っていると言えます。

説明

① 座り、両手を膝の上に置く
② 両手を胸の高さまで上げ、左の手のひらに右の手のひら→手の甲→手のひらと交互に叩き続ける
③ ②を素早く誤差がないように20回続ける

ポイント

○両手とも素早く正確にクラップできる：問題なし
△片手が遅れる、あるいは間違える：小脳が少し弱っている
×両手ともに遅れ、間違える：小脳が弱っている

小脳 ③

Test Name

早口言葉（パタカ）

紹介

小脳の障害で呂律がまわらなくなる症状を「構音《こうおん》障害」と言い、発音のタイミングやリズム、強弱の調整ができなくなります。小脳の機能が低下すると、滑舌が悪い、抑揚がなく発音が悪いといった状態が見られます。小脳を鍛えればスピーチもうまくなりますよ。

説明

①「パタカ」と10回噛まずに早口で言う

ポイント

○１回も噛まずに言える：問題なし
×噛んでしまって言えない：小脳が弱っている

第 4 章

疲れない体を脳からつくるボディハック・トレーニング

この章では、第3章のボディチェック・テストの結果をふまえ、いよいよボディハック・トレーニングの実践に入ります。鍛える順序を守りながら、日々トレーニングを続けることで、衰えた脳と体の機能を取り戻していきましょう。

改善の順番とレベル分け

呼吸→筋肉と関節→前庭感覚

ヒトの発達段階がピラミッドの土台から上へと向かうように、トレーニングにも行うべき順番があります。それが次の3つです。

①呼吸をアップデートする
②筋肉と関節を動かす
③前庭感覚を鍛える

それぞれについてご説明します。

①呼吸をアップデートする
なによりも最初に改善すべきは、呼吸です。1日でもっとも回数が多い運動でもあ

る呼吸が適正でないと、間違った運動を毎日2万回以上繰り返しているようなもの。**「呼吸が適正化されなければ、動作を適正化することはできない」**と言うように、呼吸を直さなければ他のトレーニングも効果が出ません。そのため、まずは97ページに記入してもらった呼吸の合計点に応じて、ボディハック・トレーニングのスタート地点が【レベル①〜③】に分かれることになります。

まずは呼吸を最適化することを最優先に、徐々にボディスキーマを鍛えていくことになります。

②筋肉と関節を動かす

呼吸が整ったら、次はボディスキーマを鍛えていいインプットができるようにします。**ぼやけてしまったボディスキーマのままでは「自分はいま〝どこでどう〟なっているのか」を脳がしっかり理解することができず、体は緊張状態から抜け出せません。**

ボディスキーマの3つの土台のうちの2つ「表在感覚」と「深部感覚」を先に鍛えます。表在感覚は皮膚にあるセンサーで、深部感覚は筋肉や腱で筋肉の伸びなどを察知する感覚です。このインプットによって体の部位がどこにあるのか、どの程度関節を曲げているのかなどを脳が知ることができます。

インプットを強化すれば、ボディマップも明確になり、さらにアウトプットも適正化できるようになります。

③前庭感覚を鍛える

最後に前庭感覚を鍛えていきます。体のバランスを保つために必要なもので、三半規管や耳石で重力や頭の動きの情報をキャッチし、頭の正しい位置を脳が理解できるようになります。頭は体の上にあるため、②筋肉と関節を動かすためのインプットを鍛えてからの順になります。**脳が頭の位置を正しく理解できるようになると、全身の認識も適正にできるようになります。**

呼吸を最適化したら、次は体のインプット、そして最後に頭のインプットを鍛える3ステップで、衰えた脳と体を改善させていきましょう。

ボディハック・トレーニングの実践法

チェックリストをもとにレベルを決める

それではいよいよ、ボディハック・トレーニングの実践方法についてお話しします。97ページのチェックリストで、○＝2点、△＝1点、×＝0点として、呼吸の合計点を計算しましょう。合計点に応じて、3つのレベルのトレーニング・メニューを行っていただくことになります。どのメニューも1日3種目で、1種目2～3分として、合計1日10分ほどのメニューになります。時間は少なくても、効果は絶大です。可能であればぜひ毎日実践してください。15日間ほどトレーニングを行っていただき、再度ボディチェック・テストを行い、どれほど改善されたか確認しましょう。

【レベル①】呼吸の合計点：0～2点

「呼吸に問題あり」なので、呼吸を集中して改善します。

種目はすべて「呼吸編」（130～143ページ）のものです。呼吸の基礎トレーニングである「Ⓐ、Ⓑ」の2種目を毎日固定で行い、残りの1種目は「①～⑤」から1つずつ行います。①のチェックポイントをクリアできたら、次の日は②と、クリアするごとに数字を上げていきます。最後の⑤に辿りついたら、⑤を続けて行っていってください。15日後のテストで呼吸の合計点3点以上を目指しましょう。

【レベル②】呼吸の合計点：3～4点

「呼吸に改善の余地あり」なので、呼吸を重視して、ボディスキーマも改善します。

種目は、「呼吸Ⓐ、Ⓑ」を交互に日替わりで1つずつ、「呼吸①～⑤」から若い順に1つずつ行います。【レベル①】と同様にクリアするごとに数字を上げていき、最後の⑤に辿りついたら、⑤を続けて行います。残りの1種目は「筋肉と関節①～⑤」を若い順に1つずつ、3日ごとに行ってください。筋肉と関節編（146～155ページ）は呼吸編とは違い、様々な動きで脳を刺激することが目的なので、クリアの基準は設けていません。15日後のテストで呼吸の合計点5点以上を目指しましょう。

【レベル③】呼吸の合計点：5点以上

「呼吸に問題なし」なので、ボディスキーマを重点的に改善します。

種目は、「呼吸⑤ セラタススクワット」（142ページ）を毎日、「筋肉と関節①～⑤」「前庭感覚①～⑤」を若い順に1つずつ、3日ごとに行います。前庭感覚編（158～167ページ）も様々な動きで脳を刺激することが目的なので、クリアの基準は設けていません。15日後のテストですべての項目に○をつけるのを目指しましょう。

レベルごとのトレーニングメニュー

レベル	ステージ	トレーニング・メニュー
① 呼吸の合計点 0～2点	呼吸	(1) 呼吸Ⓐ (2) 呼吸Ⓑ (3) 呼吸①～⑤を1つずつ ※①から始めて、クリアしたら次へ
② 呼吸の合計点 3～4点	呼吸	(1) 呼吸Ⓐ／Ⓑを1日交替で1つずつ (2) 呼吸①～⑤を1つずつ ※①から始めて、クリアしたら次へ
	筋肉と関節	(3) 筋肉と関節①～⑤を1つずつ ※①から始めて、3日ごとに次へ
③ 呼吸の合計点 5点以上	呼吸	(1) 呼吸⑤ セラタススクワット
	筋肉と関節	(2) 筋肉と関節①～⑤を1つずつ ※①から始めて、3日ごとに次へ
	前庭感覚	(3) 前庭感覚①～⑤を1つずつ ※①から始めて、3日ごとに次へ

※それぞれ15日間行い、再度ボディチェック・テストを行いましょう

ボディハック・トレーニングの続け方

何事も「継続は力なり」。ましてや、呼吸とボディスキーマの状態は常に更新され続けています。そのため、ボディハック・トレーニングも1回きりで終わらず、長期的に継続して行っていただくのが理想です。

たとえば、【レベル①】からはじまった方は【レベル②】の方は【レベル③】を目指して、トレーニングとテストを繰り返しましょう。【レベル②、③】、【レベル③】に達した人は、ボディチェック・テストですべての項目に◯がつくまで、メニューを続けてみてください。きっと脳と体が生まれ変わっていくのを感じられるはずです。

ボディチェック・テストですべての項目に◯がついた人は、「呼吸⑤ セラタススクワット」（142ページ）を毎日行い、継続的にスポーツ、とくに球技を取り入れていきましょう。また、体の不調を感じたときなどには、改めてボディチェック・テストを行い、またレベルごとのメニューを行っていただくことをおすすめします。

次の図は、【レベル①】から始めた場合の理想のサイクルですので、参考にしてみてください。

理想のボディハック・サイクル（【レベル①】の場合）

ボディチェック・テスト（1回目）→呼吸の合計点：2点
⇒【レベル①】のメニューを15日間継続

⬇

ボディチェック・テスト（2回目）→呼吸の合計点：3点
⇒【レベル②】のメニューを15日間継続

⬇

ボディチェック・テスト（3回目）→呼吸の合計点：5点
⇒【レベル③】のメニューを15日間継続

⬇

以降は、ボディチェック・テストですべての項目に
○をつけるのを目指して、【レベル③】のメニューを継続

⬇

ボディチェック・テストですべての項目に○がついたら、
「呼吸⑤ セラタススクワット」（142ページ）を毎日行いながら、
継続的にスポーツ、とくに球技を行えれば理想

⬇

体の不調を感じたときなど、折を見てボディチェック・テストを行い、
レベルごとのメニューを行って、都度不調を改善していく

トレーニングのフォーマットについて

アクティブ／リラックス

説明欄の脇に書かれている「アクティブ」または「リラックス」は、そのトレーニングをやるのにおすすめの時間帯です。

・アクティブ＝朝か昼：日中に行うことで、交感神経優位のＯＮ状態になります。
・リラックス＝夜：夜に行うことで、副交感神経優位のＯＦＦ状態になります。

「全人類これだけは!!」認定について

「全人類これだけは!!」マークがついている「呼吸⑤ セラタススクワット」（１４２ページ）は、チェックリストにすべて○がついても「一生続けてほしいトレーニング」とお墨付きをつけたくなるほど、効果絶大のトレーニングです。私も毎日欠かさず行っているので、可能な方はぜひ毎日続けていただきたいです。

呼吸編　イントロダクション

意図的に自律神経に介入できるのが、呼吸。まずは、リラックスできる体づくりのために呼吸をアップデートしましょう。

基本的に次の5・5・5秒ルールで、呼吸をコントロールします。

・5秒間、口から息を吐く
・5秒間、息を止める
・5秒間、鼻から息を吸う

息を吐くときに腹筋を感じられない方は、10秒間に延ばして息を吐きましょう。

フォーマット解説

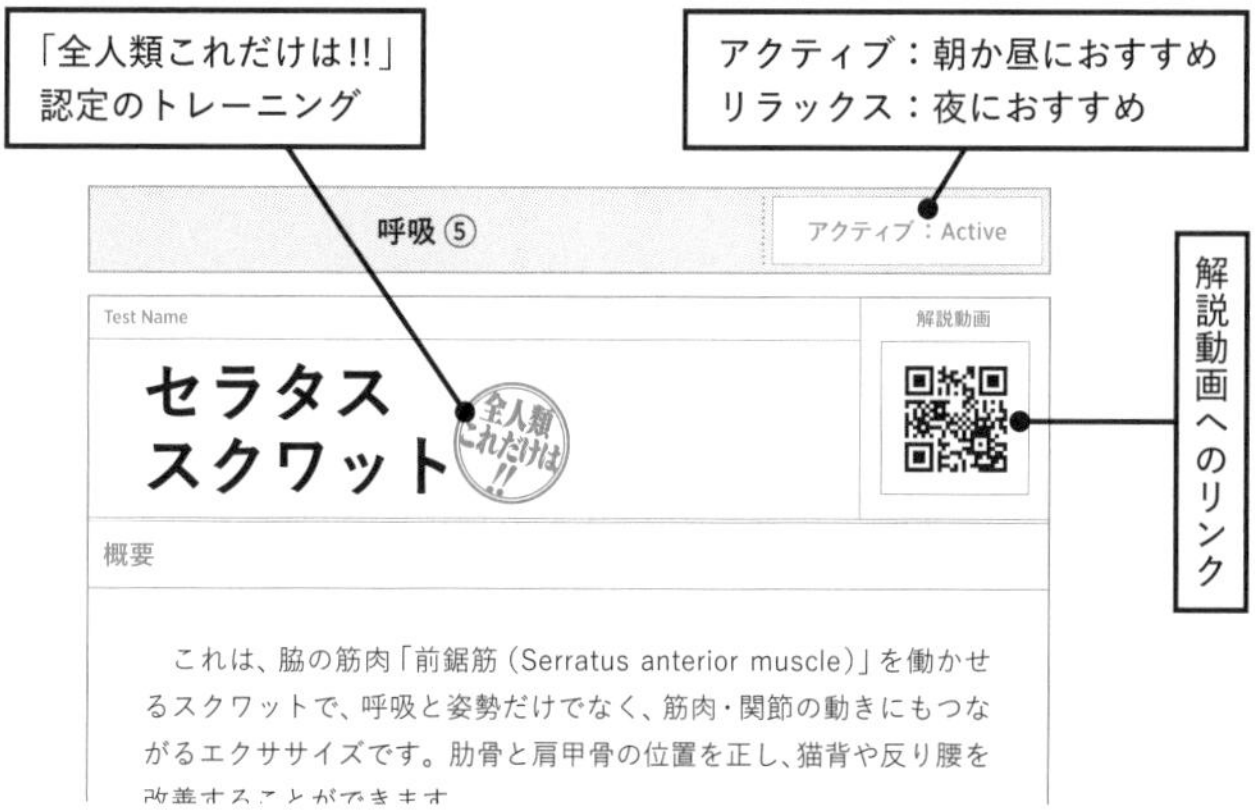
「全人類これだけは!!」認定のトレーニング
アクティブ：朝か昼におすすめ
リラックス：夜におすすめ
解説動画へのリンク
呼吸⑤
アクティブ：Active
Test Name
解説動画
セラタススクワット
全人類これだけは!!
概要
これは、脇の筋肉「前鋸筋（Serratus anterior muscle）」を働かせるスクワットで、呼吸と姿勢だけでなく、筋肉・関節の動きにもつながるエクササイズです。肋骨と肩甲骨の位置を正し、猫背や反り腰を

呼吸 Ⓐ　リラックス：Relax

Training Name　解説動画

ラテラルストレッチ

概要

呼吸の基礎トレーニングの１つです。呼吸のエクササイズであるとともに、広背筋を伸ばすエクササイズになります。「ラテラル」とは「横」という意味。背筋は、背中から腰にかけての広い筋肉で逆三角形の体をつくりますが、その他の筋肉とのバランスが崩れると、肋骨の正しい広がりをジャマしてしまいます。息を吸い込むことで、肋骨が後ろから横にかけて広がっていく効果があります。

ポイント

・肩と脇腹が伸び、膨らむのを感じる
・腕が曲がらないよう、伸ばす
・肩がすくまないようリラックスする

手順

①四つん這いになり、右手を左手の前に置く
②お尻にかかとをつける
③口から5秒間ゆっくりと息を吐き、5秒間息を止める
④鼻から5秒間、ゆっくりと息を吸う
⑤これを5回行い、反対側は3回繰り返す

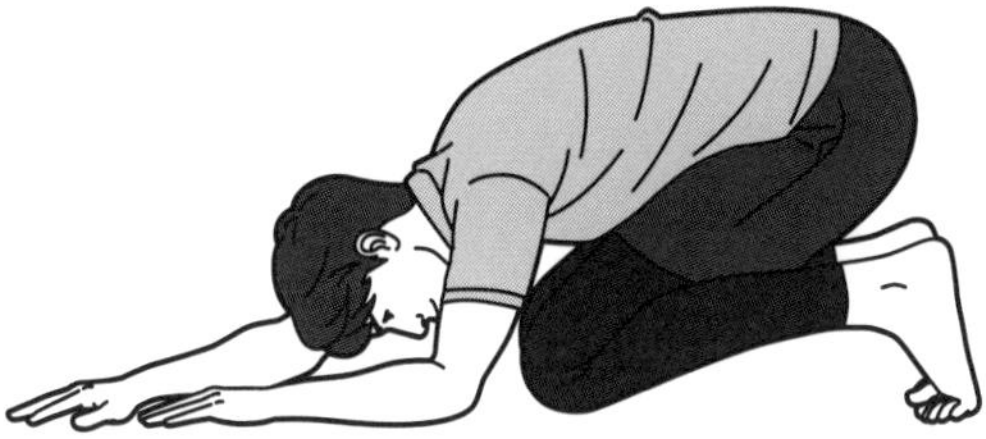

呼吸 Ⓑ

リラックス：Relax

Training Name

解説動画

ブレッツェル

概要

呼吸の基礎トレーニングの１つです。これは、過緊張を抑制するエクササイズです。サイドブレーキをしたまま、アクセルを踏むと体は壊れてしまいます。ブレッツェルはそのサイドブレーキを外してくれるため、呼吸がしやすくなるのです。

このエクササイズでは、太もも前を伸ばします。捻った状態で呼吸すると、普段は入らないところにも空気が入るようになります。

ポイント

・右膝が床から離れないように気をつける
・右肩が内側に入って背中が丸まらないよう、しっかりと上半身を捻る
・上半身を捻って腰に違和感がある場合は、捻らない

手順

① 左半身を下にして横になる。右足を90度に曲げ、右膝を地面につける。左手は右膝の裏に添える
② 左足を右手で掴み、5 秒間息を吐きながら上半身を反対側へ捻る
③ 捻った状態のまま動かずに 5 秒間息を止める
④ 5 秒間息を吐きながらさらに少し捻る
⑤ これを 5 回行う。反対側も同じように 5 回行う

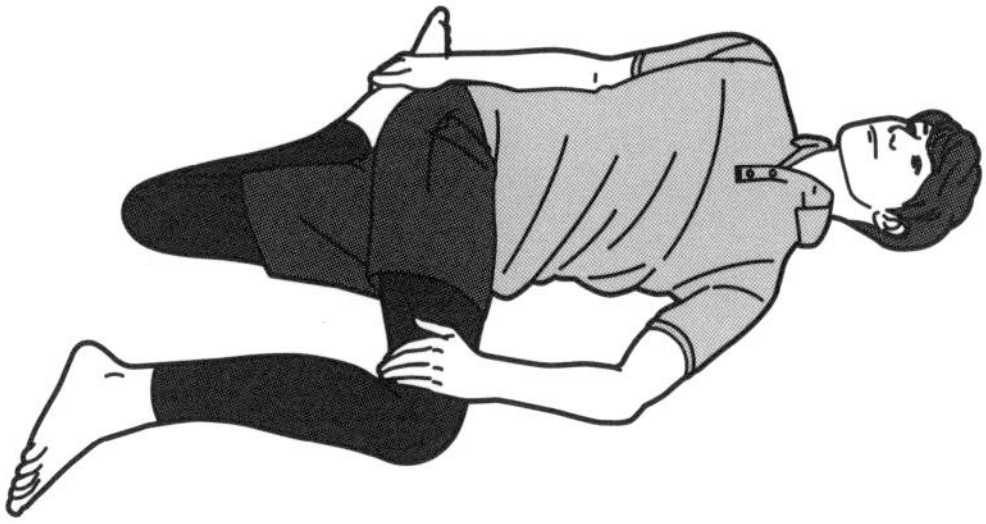

呼吸 ①

リラックス：Relax

Training Name

解説動画

クロコダイル・ブリージング

概要

　これは、リラックスした呼吸を行うためのエクササイズです。クロコダイル・ブリージングは文字通り、うつ伏せになってワニのような姿勢で呼吸をするトレーニングです。クロコダイル・ブリージングを行えば、肋骨を突き出して呼吸をするクセが矯正され、交感神経への刺激を減らすことができます。すると、リラックスできて呼吸も自然とうまくいくようになります。

　肩、背中、腰に無駄な力が入らないよう力を抜いて行ってください。

チェックポイント

□ 息を吐くときに腹筋を感じる
□ 息を吸うときに背中の広がりを感じる
□ 息を吸うときに、音を出さずにゆっくりと吸える

※すべてクリアできたら、翌日からは「呼吸②」へ

手順

①重ねた両手に額を乗せるようにしてうつ伏せになる
②口から5秒間ゆっくりと息を吐く
③5秒間、息を止める
④鼻から5秒間、背中から腰に空気を送り込むイメージでゆっくりと息を吸う
⑤これを5回行う

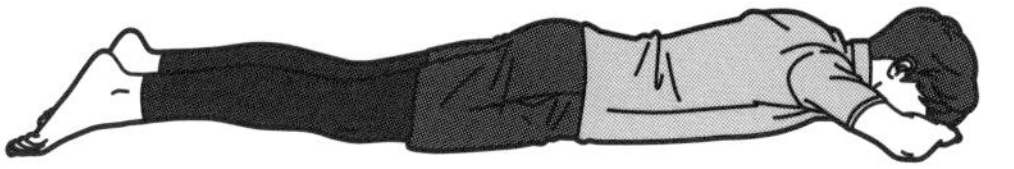

呼吸②　リラックス：Relax

Training Name

ダンゴムシ・ブリージング

解説動画

概要

これは、クロコダイル・ブリージングの発展型です。胸骨を押し上げて背中と腰を丸める姿勢でのエクササイズによって、必然的にフォームが正されます。

丸めることで背中と腰が伸びるのをしっかり感じましょう。

チェックポイント

- □ 息を吐くときに腹筋を感じる
- □ 息を吸うときに背中の広がりを感じる
- □ 息を吸うときに、音を出さずにゆっくりと吸える

※すべてクリアできたら、翌日からは「呼吸③」へ

手順

① 両膝を正座し、膝の前に肘をつけ、手のひらは向き合わせる
② 鳩尾《みぞおち》を奥へひっぱりあげるイメージで胸骨を押し上げ、背中を丸める
③ 口から5秒間、ゆっくりと息を吐く
④ 5秒間、息を止める
⑤ 鼻から5秒間、背中に空気を送り込むイメージでゆっくりと息を吸う
⑥ これを5回行う

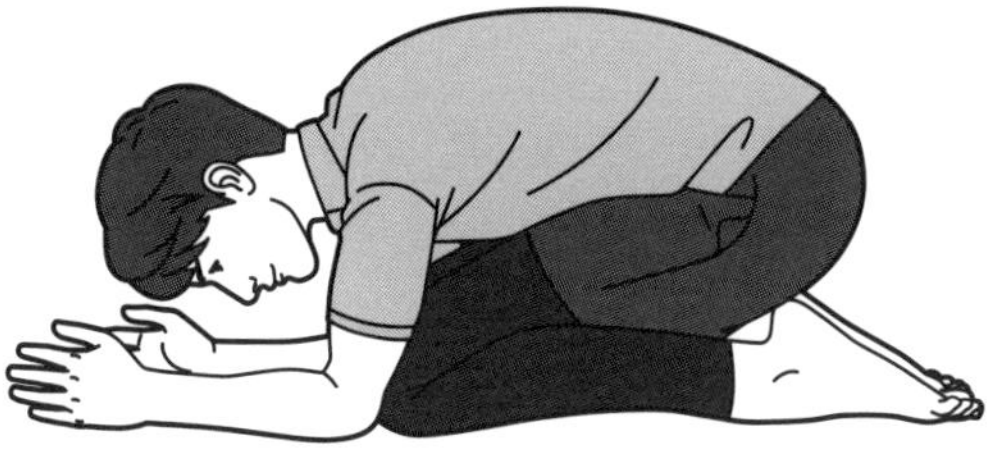

呼吸 ③ | リラックス：Relax

Training Name

解説動画

ローオブリーク ツイスト

概要

これは、呼吸のエクササイズであるとともに、肋骨を動かしてほぐすエクササイズにもなります。ツイストによって肋骨と肩甲骨の動きを改善することで、狭くなっている可動域を広げることができます。肩がすくまないよう首を伸ばしましょう。また、体が曲がらないよう、しっかりと肘で支え、脇腹が下がらないようにしましょう。

チェックポイント

- □ 息を吐くときに腹筋を感じる
- □ 息を吸うときに背中の広がりを感じる
- □ 息を吸うときに、音を出さずにゆっくりと吸える

※すべてクリアできたら、翌日からは「呼吸④」へ

手順

① 左半身を下にして横向きになり、両足を90度に曲げ、左足を前へ、右足を後ろに置く
② 上半身を支えるように両肘を肩の下に置き、両肩が地面と平行になるように体を捻る
③ 口から5秒間ゆっくりと息を吐き、5秒間息を止める
④ 鼻から5秒間ゆっくりと息を吸う
⑤ これを5回行い、反対側では7回繰り返す

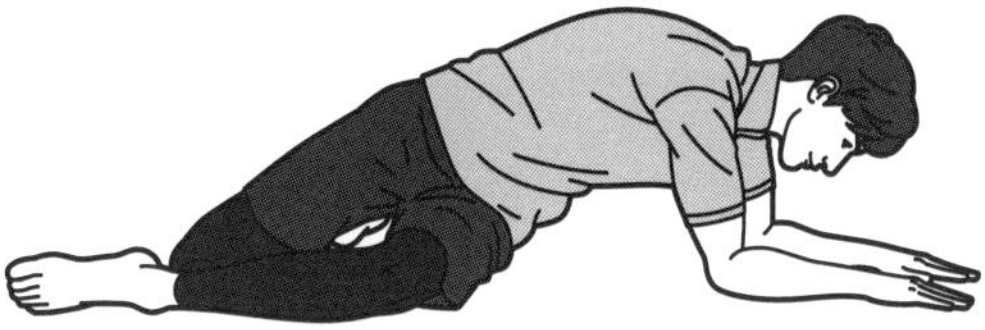

呼吸 ④　リラックス：Relax

Training Name　解説動画

ベリーリフト

概要

これは、呼吸を整えるだけでなく、横隔膜を適切に動かし、筋肉に刺激を与えることで姿勢を保つ効果もあるエクササイズです。反り腰などで肋骨の動きが不十分な呼吸の仕方をしていると、呼吸が浅く姿勢が崩れ、お腹が動かない呼吸になってしまいます。ベリーリフトを行うことで、背中側の肋骨の柔軟性を高め、横隔膜が下がることで、肩凝りや腰痛を改善し、体を緊張状態から開放してリラックスした状態に導きます。

両手の中指を結んだライン上に鼻が来るようにして、胸骨を天井へ押し上げるようにすると、背中が丸まりやすいです。

座って行うのもOKです。(188ページ)

チェックポイント

□ 息を吐くときに腹筋を感じる
□ 息を吸うときに背中の広がりを感じる
□ 息を吸うときに、音を出さずにゆっくりと吸える

※すべてクリアできたら、翌日からは「呼吸⑤」へ

手順

①両手は広げて肩幅、両膝は腰幅に置き、両足はつま先を立て、四つん這いになる
②口から5秒間、ゆっくりと息を吐ききる。このとき、背中全体を丸めて「猫」の姿勢をとる
③5秒間、息を止める
④鼻から5秒間、背中が自然と広がるイメージでゆっくりと息を吸う
⑤これを5回行う

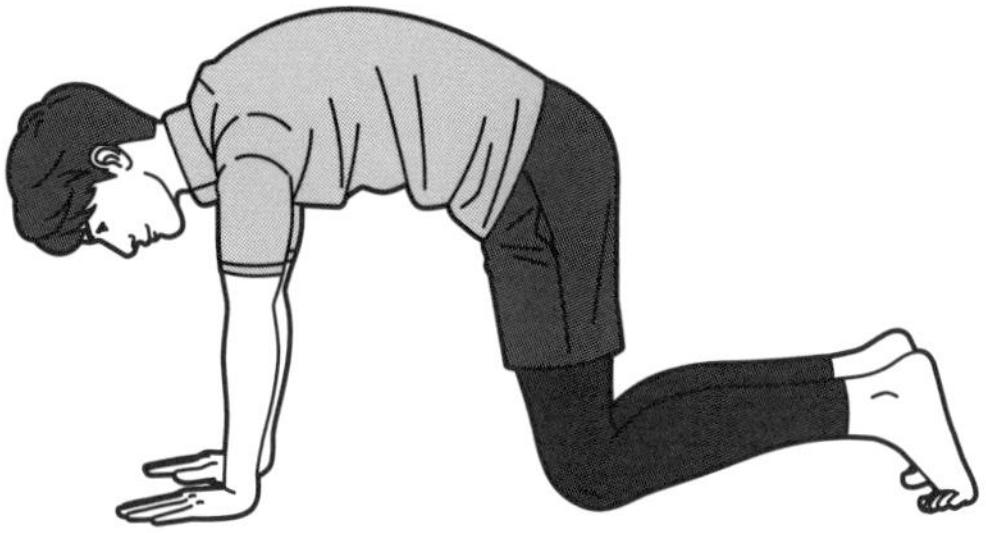

呼吸 ⑤ アクティブ：Active

Training Name

セラタススクワット

全人類これだけは!!

解説動画

概要

これは、脇の筋肉「前鋸筋（Serratus anterior muscle）」を鍛え、呼吸と姿勢だけでなく、筋肉・関節の動きも改善するエクササイズです。肋骨と肩甲骨の位置を正し、猫背や反り腰を矯正することができます。さらに、足のボディマップが刺激されて、立つ姿勢や歩く姿勢も自然と正されます。肋骨と骨盤を結ぶ筋肉も動かすことで、腰痛の改善にもつながります。

ボディチェック・テストですべてに○がついても、これだけはずっと続ける価値があるエクササイズです。

肘は壁から離さず、お尻が突き出ないよう腰を内側に丸め、顔は前を向き続けてください。脇腹と肩甲骨のあたり、スネがきつく感じれば、正しい姿勢です。

チェックポイント

☐ 息を吐くときに腹筋を感じる
☐ 息を吸うときに背中の広がりを感じる
☐ 息を吸うときに、音を出さずにゆっくりと吸える

手順

①壁に向かって立ち、肩幅で腕を壁につける
②膝を壁に近づけてしゃがむ
③壁から離れるように背中を丸める
④口から5秒間ゆっくりと息を吐き、5秒間息を止める
⑤鼻から5秒間、背中に空気を送り込むイメージでゆっくりと息を吸う
⑥これを5回行う

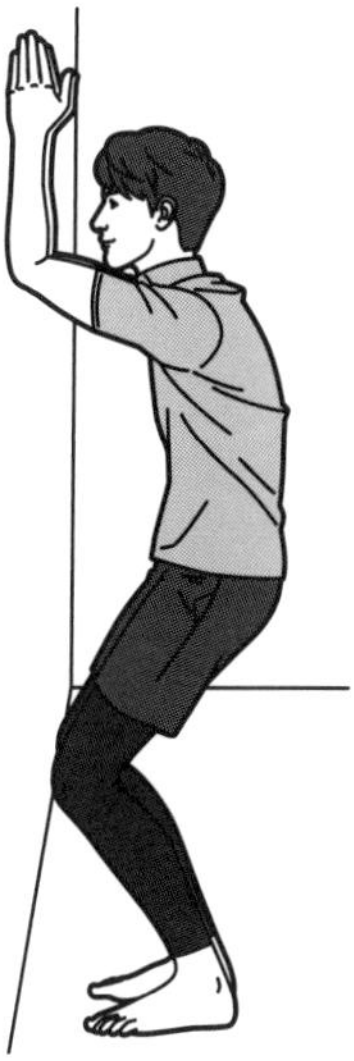

呼吸編のまとめ

以上が呼吸を改善する7つのトレーニングです。

3つのレベルにもとづいて、まずは呼吸からしっかり改善していきましょう。

もし効果があまり感じられない場合は、食生活や睡眠における見直しが必要かもしれません。食生活の乱れや栄養の偏り、睡眠不足など、そもそも栄養不足では脳も体も力不足でトレーニング効果はでません。

トレーニングの前に食生活と睡眠を改善し、必要があれば専門家の方に相談してみましょう。食生活を正しても効果がない場合は、病院で代謝や血液の検査を受けることをおすすめします。

筋肉と関節編　イントロダクション

体の機能は、使わないとボディマップから消えていきます。

「自分はいま〝どこでどう〟なっているのか」という脳の体に対する認識が弱いと、体は常に緊張状態から抜け出せなくなってしまいます。

しかし、よく使えば情報はインプットされ、ボディマップもはっきりしてアウトプットもうまくいくようになります。

すると、筋肉や関節の可動域を広げることもできます。


ボディチェック・テストで自分の感覚が鈍い部分がわかりましたね。

その鈍い部分こそがあなたの弱点です。

弱点となっている感覚がどこかを認識しながら、脳に教えてあげるようにエクササイズをしましょう。

「考えて、感じろ」が脳のさらなる活性化につながります。

筋肉と関節 ①　アクティブ：Active

Training Name

解説動画

ソラシックスワイプ

概要

これは、胸の筋肉と肩の関節を動かすエクササイズです。「ソラシック（thoracic）」とは「胸部の」という意味。胸の筋肉が伸び、ストレッチをかけます。「スワイプ（swipe）」はタッチスクリーンの操作方法の1つとして皆さんもご存じでしょうが、横へ滑らせるように動かす動作のことを指します。

ぼやけたボディマップを強化するために、脳にもっとも効果があるのは〝捻る〟という動作です。関節の「関節包」と呼ばれる包帯にはたくさんのセンサーがついています。捻ることでこのセンサーを刺激し、「肩がここにあるよ」と脳に教えてあげられます。ソラシックスワイプを実践すると、両肩がとても軽く感じられますよ。

ポイント

・肩が前へ突き出るのはダメ、胸を開くようにして捻る
・腕だけ動かすのもダメ、胸で動かすイメージ
・おへそは動かさない。動かすと腰へのストレスにつながる

手順

① 左半身を下にして横になり、両足は90度に曲げる。両腕をまっすぐ伸ばし、両手を合わせる
② 床を撫でるように右手を頭の上まで大きく動かし、頭の真上まできたら手のひらを天井へ向け、胸に捻りを入れながら腰のあたりまで動かす
③ 5・5・5の呼吸法を1回行う
④ 逆再生するように腕をゆっくり大きく動かして戻っていく
⑤ 4 回繰り返し、反対側も同じく4 回繰り返す

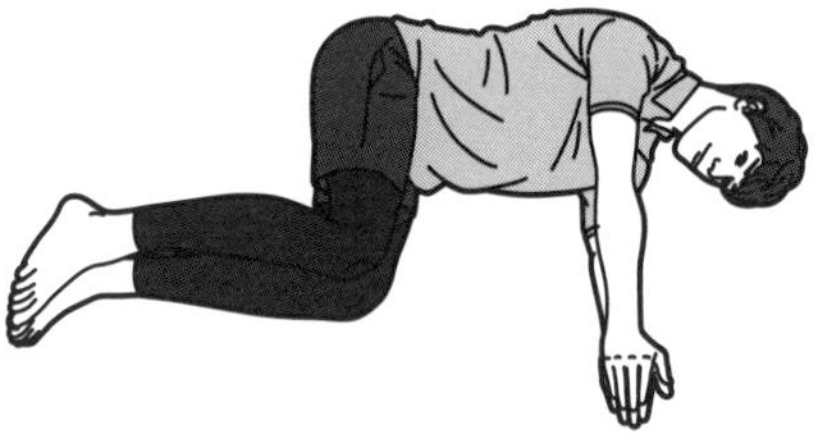

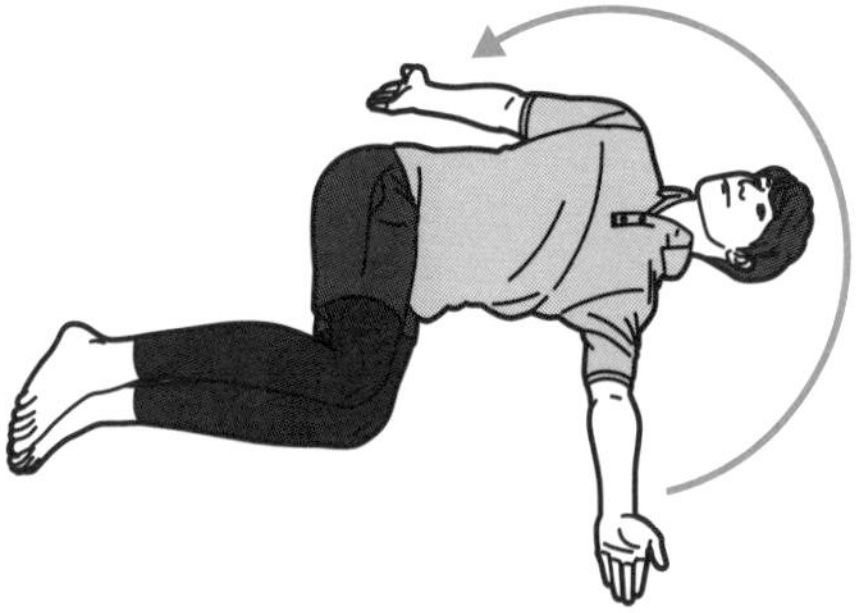

筋肉と関節 ② | リラックス：Relax

Training Name

解説動画

ヒップリフト

概要

　これは、太腿の裏を鍛えることに加え、背骨の感覚を高めるエクササイズです。座っている状態が長いと、太腿の裏は使われず、骨盤の前や横に沿ってついている筋肉は短くなってしまっています。太腿の前の筋肉を使い過ぎると、姿勢も引っ張られてしまって前に傾きがちになります。そのため、太腿の裏を鍛えることは、足の裏がしっかりと地面に接してその上に体がうまく乗っている正しい姿勢をつくるうえで重要です。

　正しい姿勢で立てるようになれば、血流もよくなります。あらかじめ、壁にかかとと背をつけて姿勢の偏りを確認してからヒップリフトに臨み、実践後に姿勢の改善をチェックすることもおすすめします。

ポイント

- 肋骨が突き出ないようにする（腰が反らない）
- 持ち上がった姿勢のとき、肩から膝までを真っ直ぐにする
- 骨を１つずつ持ち上げていくイメージでゆっくり丁寧に持ち上げる
- 膝が外側へ開くと足の裏で踏ん張る感覚が弱くなるので、開かないように気をつける

※どうしても開く場合は、間にクッションやタオルを挟むとよい

手順

① 仰向けに寝て、両足は拳１つ分の間隔で置き、両膝を90度曲げる
② 息を吐きながら、徐々に床から引き剥がすように、尾骨から順にお尻、背中を下から上へ持ち上げる
③ すべてが持ち上がったら、背中から順に、お尻、尾骨へと上から下へ徐々に下ろして戻していく
④ これを10回繰り返す

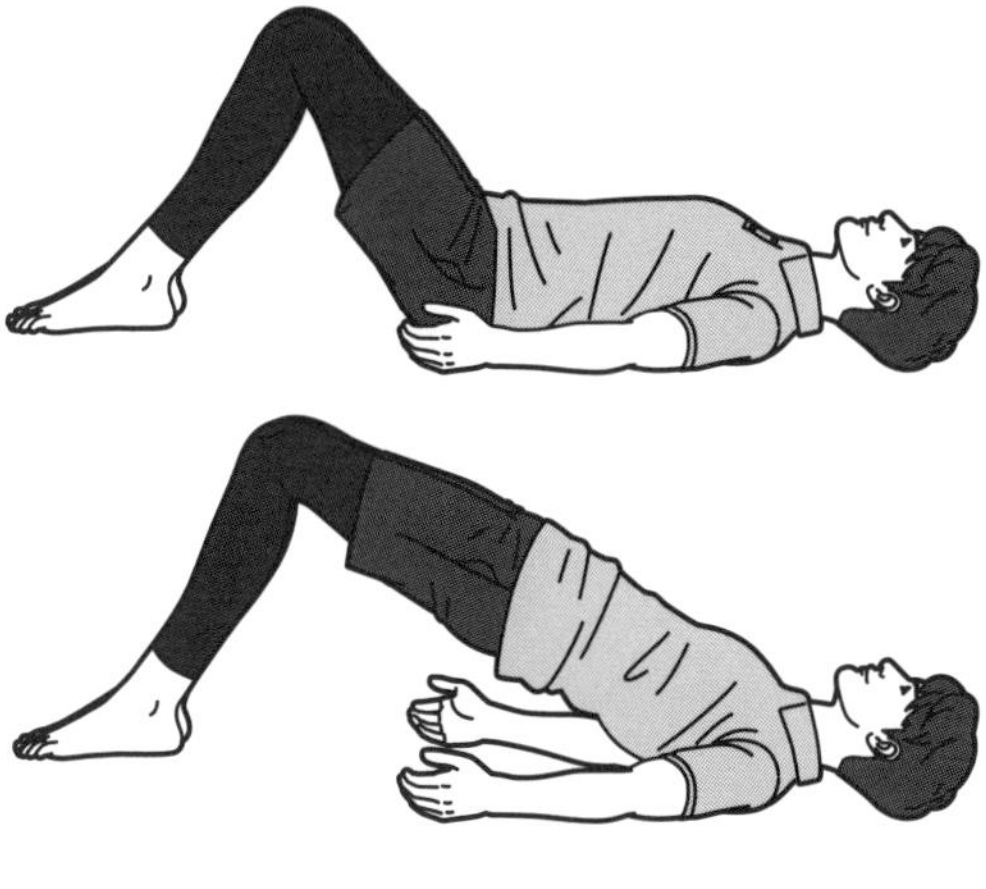

筋肉と関節 ③ | アクティブ：Active

Training Name

カールアップ

解説動画

概要

これは腹筋を鍛え、前へと出っ張った肋骨を下げるエクササイズです。腹筋というと「シックスパック」で有名な「腹直筋」がイメージされますが、じつは4層に分かれています。斜めに伸びてくびれをつくる「外腹斜筋」と「内腹斜筋」。横に伸びるインナーマッスル「腹横筋」は〝天然のコルセット〟と呼ばれ、姿勢維持に大切な筋肉の1つです。骨盤や腰の位置を安定させ、支えてくれます。カールアップでは、正しい姿勢をつくるうえで大切な3つの腹筋のスイッチを入れます。

ポイント

・背中を丸め込むようにして引き上げる
・息をしっかり吐くことでお腹の奥のインナーマッスルを使う
・３回かけて上体を起こすのがきついという方は２回でもOK

手順

① 仰向けになり、両手・両足を天井に向けて伸ばし、両膝を90度に曲げる
② 5秒間で息を吐いたら、5秒間息を止め、鼻から5秒間で息を吸いながら上体を起こす
③ 上体を起こしたまま②を3回繰り返す
④ これを5セット繰り返す

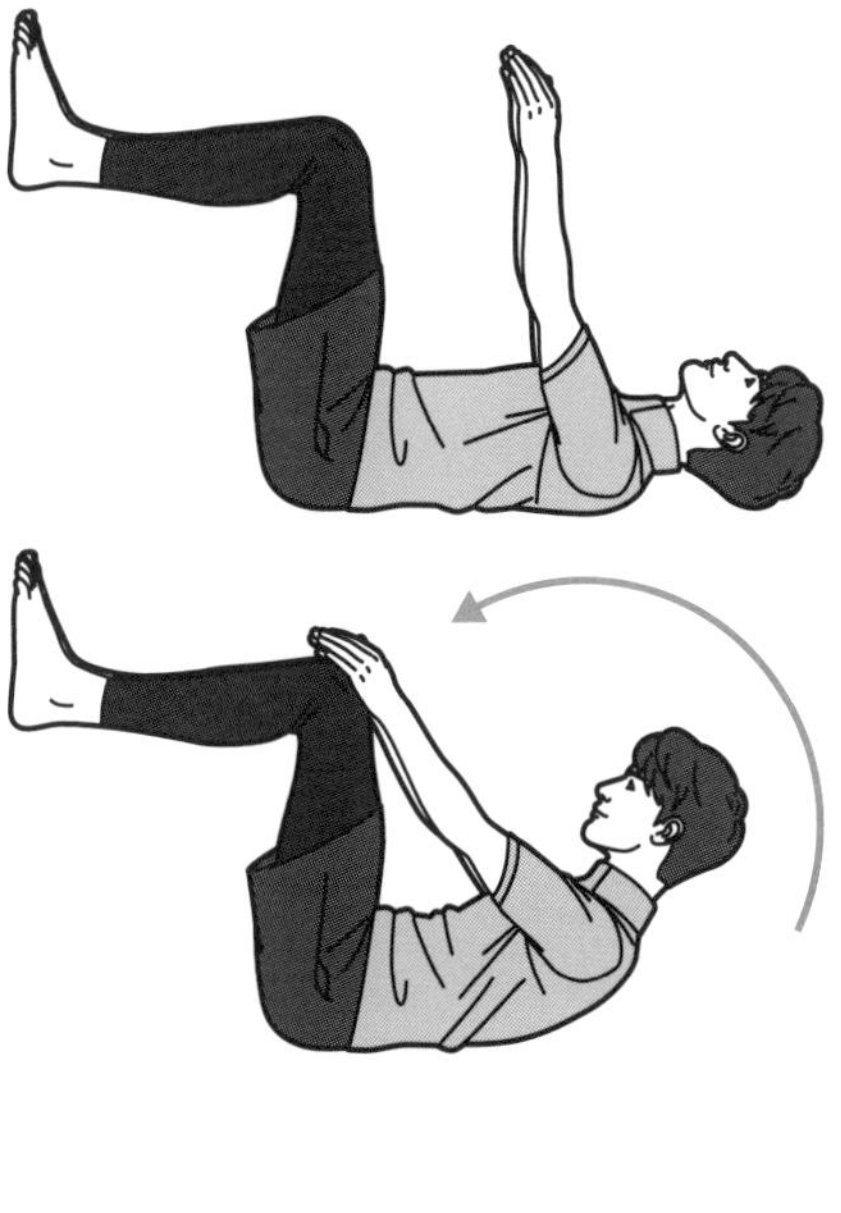

筋肉と関節 ④

アクティブ：Active

Training Name

デッドバグ

解説動画

概要

肋骨が前に突き出たり腰が反ってしまうのをコントロールするエクササイズです。腹筋を使うことで、肋骨や腰の位置を正しくキープできるため、手足を動かしても体幹を安定させることができます。それによって、反り腰・腰痛・肩凝り・ポッコリお腹なども改善されます。即時的に変化が出ますが、継続できれば変化が定着してきます。

ポイント

・息を吐くことで肋骨を下げる
・息を吸う際も腹筋の力が抜けないように維持する
・腹筋を感じない、腰が反ってしまう、腰が痛いのはダメ
・タオルが抜けたら、腹筋を使わず腰が反ってしまっているサインなので、息を吐いて腰と床の隙間をなくす

手順

①腰の下にタオルを敷いて仰向けになり、両手・両足を天井に向けて伸ばし、両膝を90度に曲げる
②腰の下に敷いたタオルを左手で掴みながら、息を吸いながら右手・左足を対角線上に伸ばし、吐きながら戻す
※5秒で往復する
③腹筋を感じながら続けて10回繰り返す
④反対側も10回行う

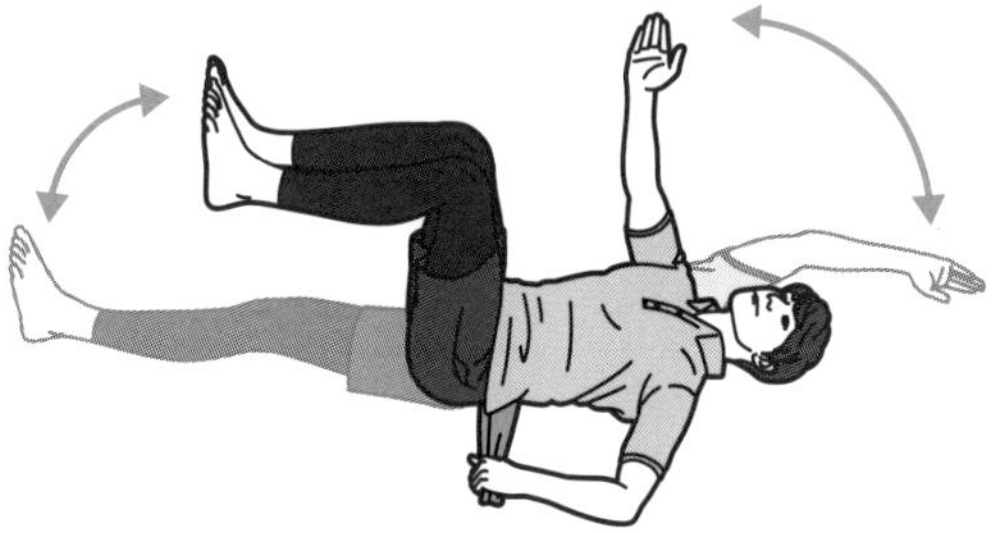

筋肉と関節 ⑤ | アクティブ：Active

Training Name

デッドリフト

解説動画

概要

　これは、股関節を動かし、太腿とお尻の筋肉を鍛えるエクササイズです。股関節はヒトの動きを支える重要な関節ですが、現代のライフスタイルの中では正しく動かせなくなっている人が多いです。その代償として、膝や腰に負担がかかってしまいます。

　股関節のボディマップを回復させ、本来の機能を取り戻しましょう。

ポイント

・太腿の後ろにしっかり刺激が入っている
・かかとをしっかり感じられる
・後頭部からお尻までまっすぐになっている
・慣れてきたら、片足立ちで行うのもおすすめ

手順

① 手は腰に添えて腰幅で立ち、膝を若干曲げて前に出す
② 顎を下げたまま、お尻をうしろへ引っ張るようにして上半身をまっすぐ倒してお辞儀する
③ 上半身を元の位置に戻す
④ 10回繰り返す

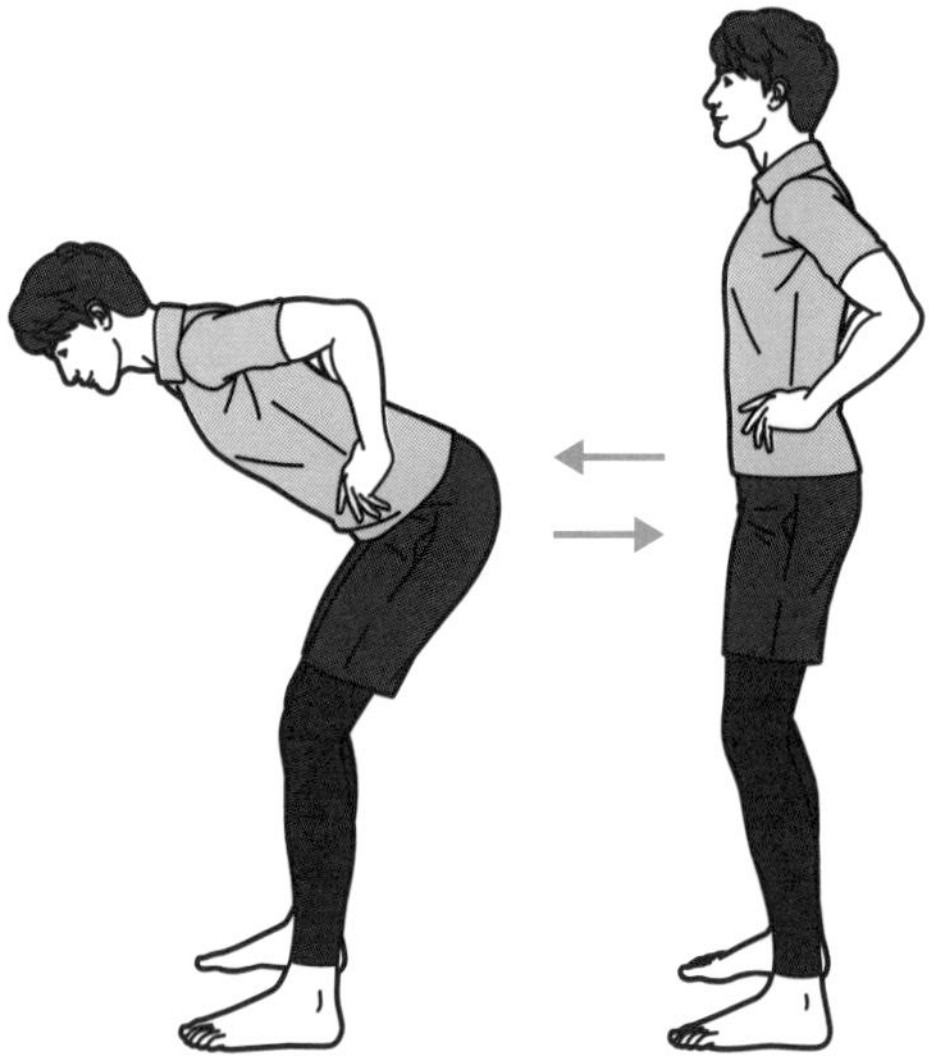

筋肉と関節編のまとめ

①効果を最大にするためにリラックスする
体がこわばった状態では脳に過度なストレスとなります。呼吸が止まる、歯を食いしばる、手を握りしめるなどの兆候を感じたら、リセットしてやり直してください。

②それぞれのポイントを意識する
ボディハックにおいて大切なことは、トレーニングごとのポイントをクリアしていくことです。量よりも質を優先して脳に適切な刺激を送りましょう。

③痛みや不快感がある場合にはストップしてください
痛み改善のためにトレーニングを行っている方は、痛まない範囲で動かすことを心がけてください。痛みを我慢して動かすと、脳に痛みを学習させる結果となり、悪化させる可能性があります。無理をせず、できる範囲で続けてみてください。

前庭感覚編　イントロダクション

前庭感覚を鍛えるには、頭を動かし、不安定な状態をつくる必要があります。頭が動いて不安定な状態とは、すなわち脳を守らなくてはいけない状況になります。転倒して脳に損傷を受けたら命に関わるからです。どんなに不安定な状態でも、重力を感じとってバランスを保ち、頭の移動に関連する回転や速度などの情報を感じ取る。それが、前庭感覚の得意分野です。

歩行中にも頭部は動きますが、前に動いても左右やうしろ、斜めなどの動きはありません。それでは、ボディマップはぼやけてしまうばかりです。そのため、トレーニングによって感覚の刺激を入れてあげることで、ボディマップをつくり「自分はいま〝どこでどう〟なっているのか」を適切に理解できるようにする必要があります。

あえてこの不安定な状態をつくることで姿勢を支える深部感覚も鍛え、うまくバランスをとれる脳と体をつくりましょう。

前庭感覚 ①　リラックス：Relax

Training Name

解説動画

ローリング

概要

　これは、回転することで頭を動かし、体全体にも刺激を与えるトレーニングです。体の緊張が強過ぎるとアウターマッスルをメインで使うことになります。するとインナーマッスルの動きが弱くなり、体の動きは関節を潰すようなものになってしまいます。背骨には、大事な神経が多く集まっていますが、そこに圧が集まってしまうと、脳が危険を感じて動きを抑制してしまい、運動中のパフォーマンス低下や怪我にもつながります。

　背骨についている小さな筋肉を使うとインナーマッスルを鍛えることができます。動きもしなやかなものになり、日常の動きで疲れも出にくくなります。

　とにかくリラックスして重力に身を任せて転がりましょう。

ポイント

・足を伸ばしたら勝手に回転するイメージで、力を入れずに回転する
・反動をつけず、滑らかな動作をとる

手順

①万歳のポーズで仰向けになり、両脚は腰幅に開いて体から力を抜く
②左足を上げ、右側へ伸ばす。伸ばした足に引っ張られて腰から胸も転がり、パタンとうつ伏せになり、同じく左足から動かして元の体勢に戻る
③これを５回行う

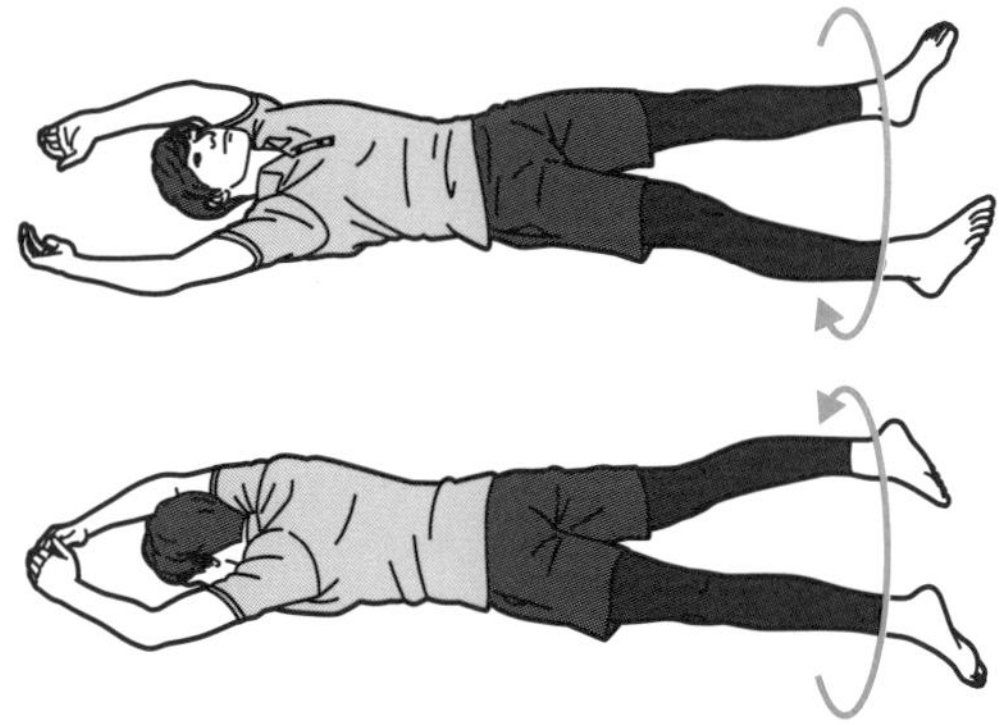

前庭感覚 ②

リラックス：Relax

Training Name

ローリングライクアボール

解説動画

概要

これは、速度や高低・前後と変化をつけて頭を動かすことで前庭を幅広く動かすエクササイズです。「ローリングライクアボール」は文字通り、ボールのように転がること。ただ自分の背中を丸め、うしろに倒れた反動で戻ってくるだけのものですが、肩に力が入っていたり、肋骨が崩れていたり反り腰のままだと体を丸められず、ボールのように転がることができません。

ポイント

- 肩に力を入れず、リラックスする
- ③で足を浮かせる、終始目を閉じて行うなどのLEVELアップもおすすめ
- 背中や骨盤を丸める姿勢をとれない場合は、ベリーリフトやカールアップを前に行うのがおすすめ

手順

①体育座りをする
②肩に力を入れず、うしろに転がる
③コロンと①の姿勢に戻る
④10回繰り返す

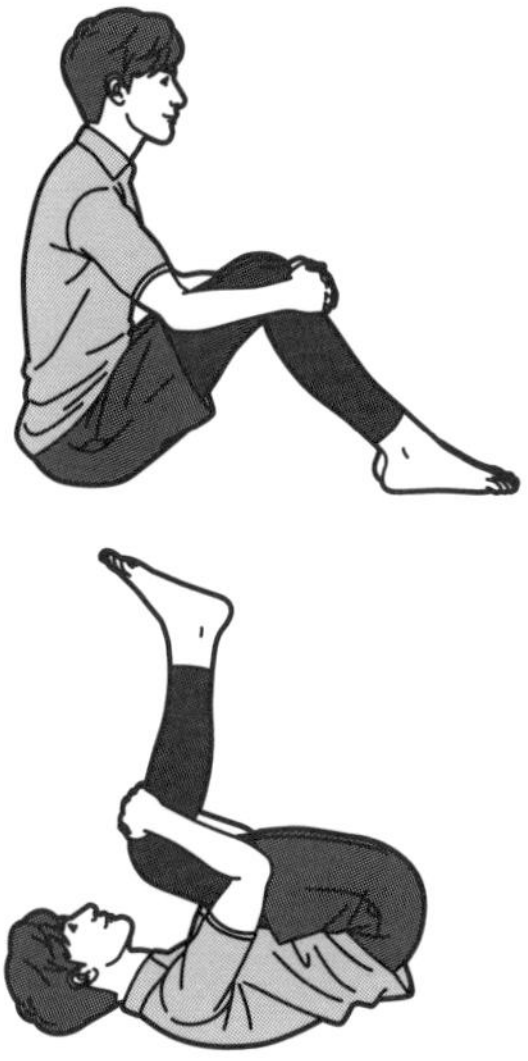

前庭感覚 ③ | アクティブ：Active

Training Name

解説動画

クローリング

概要

これは、腹筋を鍛え、前庭に加え目を鍛えるエクササイズです。スマホやパソコンを見続ける生活では、目の動きは下の方へ集中してしまいます。そのため、ボディマップから消えかかっている上や斜めへ目を動かす必要があります。眼球は、動かす方向で使う神経が変わるので、普段動かしてない方向に目を動かすと使われていない神経系も活性化されるのです。四つん這いの姿勢で前進すると、自然と上目になり、舌も口内で上につきやすくなり、舌の位置や呼吸の改善にもつながります。

ポイント

・膝が浮き過ぎないようにする
・呼吸が乱れてきても鼻呼吸を意識する
・慣れてきたら、「∞」の字を描くように動いてみる

手順

①四つん這いになり、両膝を約1cm床から離して浮かせる
②ハイハイ動きで前後左右に1分間、動き回る

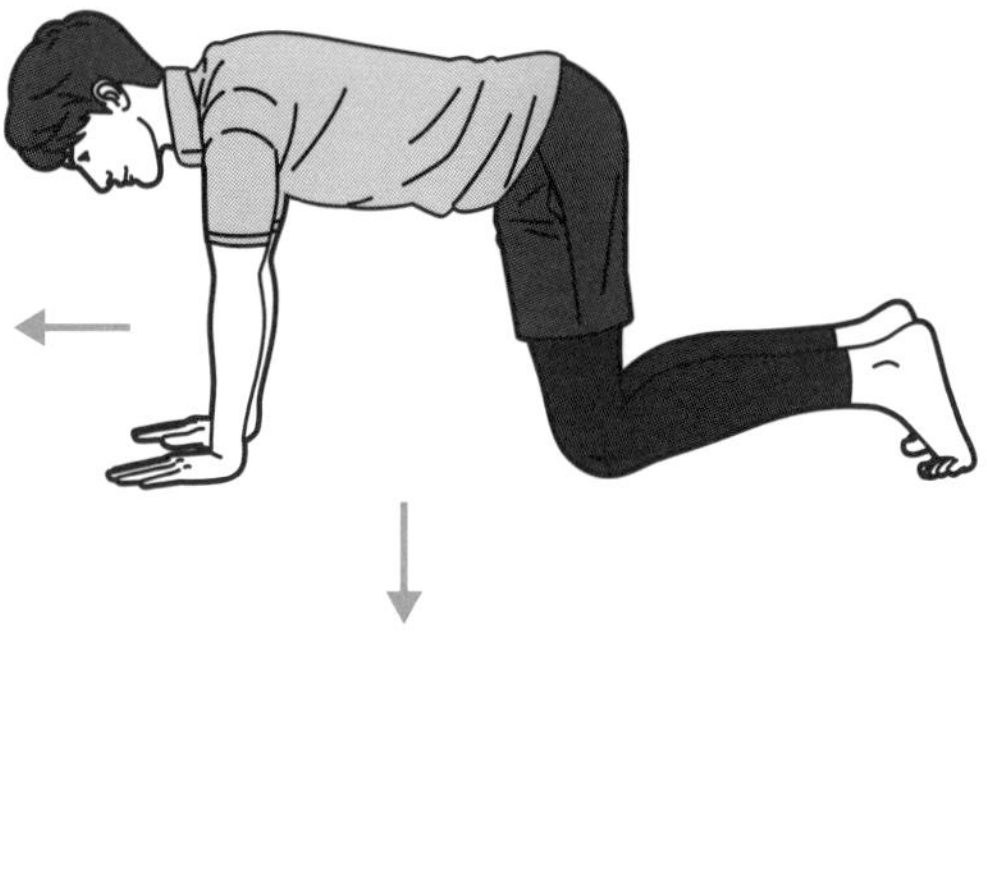

前庭感覚 ④ | アクティブ：Active

Training Name

解説動画

ハーフニーリング

概要

これは前庭を鍛え、バランス力を改善するエクササイズです。文字通り、片膝立ちのポーズをとります。綱渡りの綱の上にいるような状態をつくることで、平衡を保つための前庭からのインプットを強めます。

ポイント

・うしろ側の膝の上に頭が乗るイメージ
・膝が痛い場合は、膝の下にタオルを敷いてもOK
・簡単にクリアできる場合は、レベルアップもOK

LEVEL 2　目を閉じて30秒

LEVEL 3　目は開け、手を上げて親指を立て、手を左右に動かしながら視線で追って行う（動画参照）

LEVEL 4　水を半分ほど入れた2リットルのペットボトルを両手に持ち、体の周りを回す

手順

① 脚を前後に開き、膝は90度に曲げ、左脚の膝を床につける
② 右脚と左脚は一直線上に並べる
③ 左膝から頭までまっすぐの姿勢を保つ
④ 20秒間、③の姿勢を保つ。反対側も同様に20秒保つ

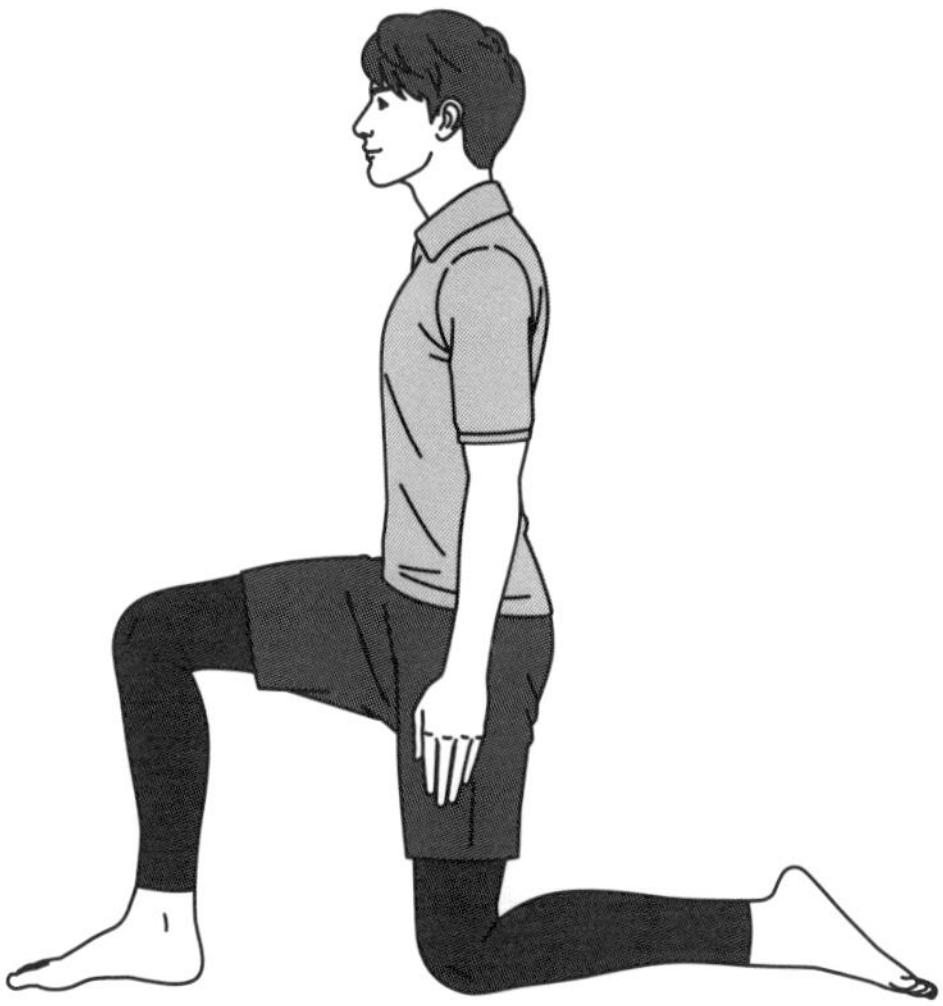

前庭感覚 ⑤ アクティブ：Active

Training Name

解説動画

シングルレッグタッチ

概要

これは、総合的な動きで前庭感覚を刺激するエクササイズです。片足立ちでバランス改善を行いながら、手足のタッチによってぼやけたボディマップを強化します。片足立ちのまま、前後左右・上下に頭も動き、不安定な姿勢を保たなければならないので、次々と脳に情報が入力されて小脳もフルに活性化されます。

ポイント

・膝を曲げてもOK
・目を閉じてLEVELアップもOK

手順

① 右足を上げて片足立ちになる
② 左足のつま先に右手・左手でタッチ
③ 左足のかかとに右手・左手でタッチ
④ ②と③を３回繰り返す。反対側も同様に3回繰り返す

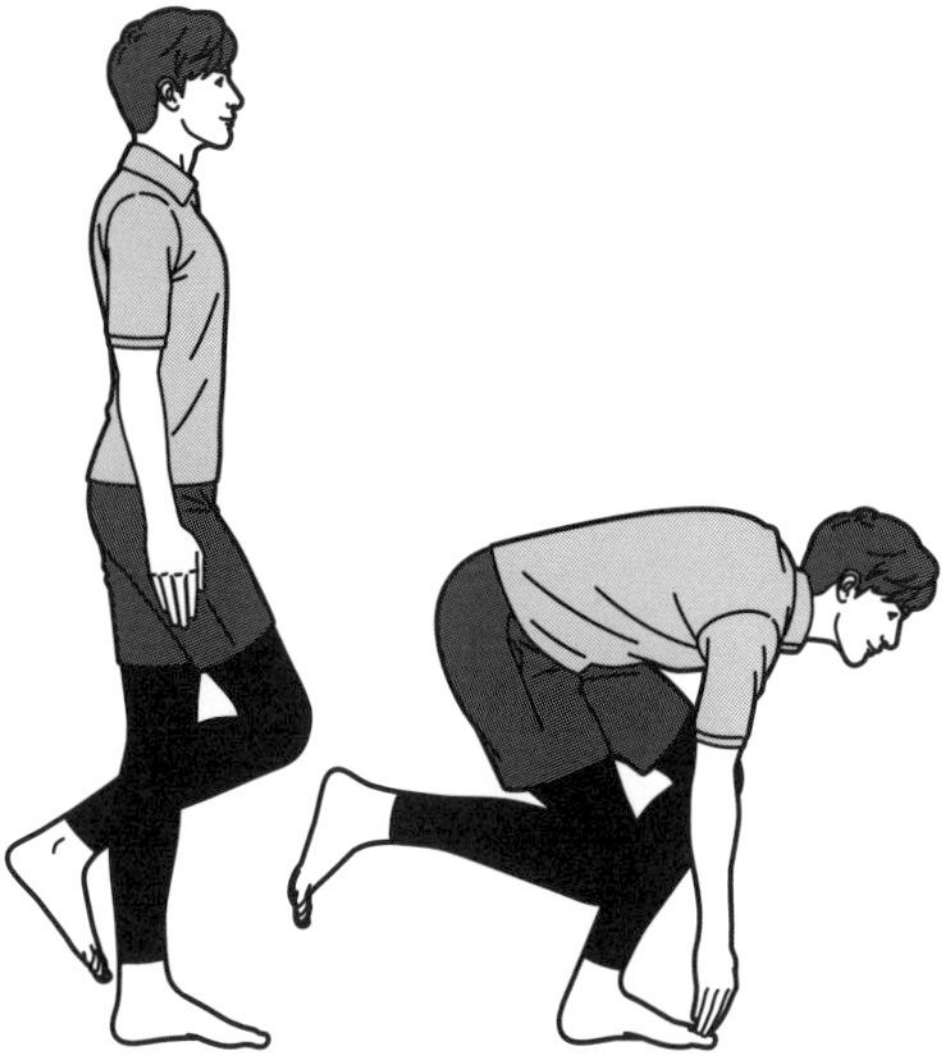

ボディハック・トレーニングを継続するコツ

忙しい日は「簡略メニュー」でもOK

ボディハック・トレーニングは毎日行っていただくのが理想ですが、飲み会などの付き合いがあったり、早朝出勤や残業があったりと、思い通りにはいかない日もあるものです。その場合は、メニューをイレギュラーな日のための「簡略メニュー」に変更しても構いません。

「簡略メニュー」では、3つのところを2つに減らしても構いません。夜にできそうにないならば、朝の2つだけ。あるいは、オフィスでできるエクサイズに変更するというアイデアもあります。たとえば、呼吸をアップデートするベリーリフトは、椅子に座りながらでも行えます（188ページ）。セラタススクワットなど立った姿勢で行えるものは、オフィスのちょっとしたスペースがあればできるものです。忙しいとき

簡略メニューの例

【レベル①】
呼吸Ⓐ ラテラルストレッチ（夜）➡お休み
呼吸Ⓑ ブレッツェル（夜）➡そのまま
呼吸① クロコダイル・ブリージング（夜）➡そのまま

【レベル②】
呼吸Ⓑ ブレッツェル（夜）➡そのまま
呼吸④ ベリーリフト（夜）➡そのまま
筋肉と関節③ カールアップ（朝）➡お休み

【レベル③】
呼吸⑤ セラタススクワット（朝） ➡オフィスの壁でセラタススクワット（昼）
筋肉と関節⑤ デッドリフト（朝） ➡オフィスの空きスペースでデッドリフト（昼）
前庭感覚⑤ シングルレッグタッチ（朝）➡お休み

ほど座りっぱなしになりがちなので、体を動かして気分もリフレッシュするにはうってつけです。

こうした臨時用の「簡略メニュー」を決めておくと、臨機応変に対応しながら、無理なく毎日のボディハック・トレーニングを続けていくことができます。自分の生活に合わせて必要なトレーニングを、できるタイミングで行っていけば、気軽に続けながらも効果が着実に現れるようになります。

また、繰り返しになりますが夜は「リラックス」効果のある呼吸系のエクササイズをおすすめします。寝る前に「アクティブ」効果のあるエクササイズをすると寝付けなくなる可能性もあるからです。呼吸系を中心とした「リラックス」効果のあるエクササイズで、1日の中で強張ってしまった体をゆっくりと広げてやり、交感神経優位のON状態を解除してあげれば、体はお休みモードに入れます。ぐっすりと安眠できるトリガーにもなるのでおすすめです。「アクティブ」のトレーニングを行う時間が夜にしかとれないということであれば、就寝の2時間前にトレーニングを行いましょう。

「平日メニュー」と「週末メニュー」もアリ

【レベル②】以上の場合、「三日坊主で続けられる自信がない」「仕事がある日はとにかく疲れててやれる自信がない」という方は、あえて「平日メニュー」と「週末メニュー」に分けてしまうのもOKです。たとえば、【レベル②】の場合、「呼吸Ⓐ、Ⓑ」「呼吸①〜⑤」は平日に行い、「筋肉と関節①〜⑤」は週末にまとめて行うというのもありです。【レベル③】の場合も、「呼吸⑤ セラタススクワット」は毎日行い、「筋肉と関節①〜⑤」「前庭感覚①〜⑤」は週末にまとめて行えます。呼吸以外のトレーニングは週末の1日でまとめて行っても、土日で分割

平日／週末のメニュー例

【レベル②】	平日	(1)「呼吸Ⓐ／Ⓑ」 (2)「呼吸①〜⑤」を1つ
	週末	(1)「呼吸Ⓐ／Ⓑ」 (2)「呼吸①〜⑤」を1つ (3)「筋肉と関節①〜⑤」から2つ
【レベル③】	平日	(1)「呼吸⑤ セラタススクワット」
	週末	(1)「呼吸⑤ セラタススクワット」 (2)「筋肉と関節①〜⑤」から2つ (3)「前庭感覚①〜⑤」から2つ

して行っても大丈夫です。

やるもやらないも、その最終決定権を握るのはあなた自身。あなたの疲弊した脳と体を救ってあげられるのも、あなた自身。呼吸もボディスキーマも常に更新されるものなので、よいトレーニングを続けていれば、必ず効果が現れます。「簡略メニュー」「平日メニュー」「週末メニュー」を組み合わせて、まずは継続していきましょう。

ボディハック・トレーニングを行う目標を忘れず、理想の姿を思い描きながらメニューを調整してみてくださいね。

筋トレとの組み合わせ方

ボディハック・トレーニングの目的は

筋トレ前のボディハック

呼吸⑤セラタススクワット＋上半身のトレーニング
「前鋸筋」と呼ばれる脇の筋肉が肩甲骨を安定させてくれるため、上半身のトレーニングをスムーズに行うことができる

筋肉と関節③カールアップ／筋肉と関節④デッドバグ＋筋トレ
腹筋を活性化させることで事前に体に刺激を入れ、筋トレスイッチをONにする

前庭感覚③クローリング／前庭感覚④ハーフニーリング＋筋トレ
トレーニング前に前庭感覚へ刺激を与えておくと動作もスムーズになり、アウトプットが上がる。経験上、＋5Kg程度の差が出る

「不調の改善」「パフォーマンス維持・向上」です。体に痛みや不調がなく筋トレを行っている方であれば、ボディハック・トレーニングと併せて筋トレを続けることで、筋トレの効果も向上します（図参照）。

ただし、筋トレをしていて怪我をしやすい、不調や違和感を覚えるという方は、体の動きに問題が生じていると考えられます（177ページのコラム④参照）。たとえば、筋トレをしている方で「肩や背骨に違和感や痛みがある」という方は、下半身の筋トレは続けながらも上半身の筋トレはお休みし、先に上半身の体の動きを整える必要があります。呼吸を整え、筋肉や関節が思い通りに動けば、筋トレのフォームを間違えることもなく、筋トレ効果を高めることができます。

筋トレ後は、ベリーリフトやブレッツェルなど「リラックス」がついたエクササイズを行いましょう。ストレッチ効果があるものなので、運動後に体を静めて、疲労回復につながります。

胸や背中などの筋トレが人気ですが、頑張り過ぎるとバランスが崩れて姿勢を崩す原因にもなります。そのため、

・筋トレ前に効果を高めるボディハック・トレーニングを軽く行う

・筋トレ後にリラックスできるトレーニングを行ない、しっかりリセットする

この2つが大切です。

全部できたら、次はなにを目指すべき？

スポーツは、脳にとって最高の活動

日々のボディハック・トレーニングと定期的なボディチェック・テストの積み重ねで、ついにチェックリストのすべてに○がついた方は、脳と体がヒトとして目覚めたことになります。自信を持ってパフォーマンスを発揮できる新たな門出です。

次のステップとして、「呼吸⑤ セラタススクワット」は毎日継続しながら、ぜひ日々の生活にスポーツを取り入れていきましょう。とくにボールを使うサッカーや野球、バスケットボールといった球技がおすすめです。日常生活ではヒトの動きは制限されがちですが、球技をはじめとしたスポーツでは普段しない動きに加え、自分と他者、ボ

ールなどが絶えず動くことで、全身の感覚をフルに使います。体を動かすスポーツは、脳もフルに活性化され、本来の機能をいかんなく発揮できる〝生き物〟として最高の活動と言えるでしょう。

私のクライアントには、怪我や痛みでスポーツを断念された方も多くいらっしゃいますが、トレーニングを受けて脳と体を改善した結果、再開されて以前よりもパフォーマンスが上がったという方も大勢います。

猫背が直るとスポーツが楽しくなる

もちろん、一度もスポーツや運動経験のないクライアントもいらっしゃいます。ある方は猫背を直す目的でトレーニングを続けた結果、姿勢改善を通して「やればできるんだ」と自己肯定感も上がり、さまざまなスポーツに挑戦されています。「トレーニングを2カ月続けたら、サッカーで体を当てられても倒れなくなった」「ボーリングでスコアが格段に上がった」など、さまざまな発見があるそうです。

脳をアップデートし、体も思い通りに動くようになるので、パフォーマンスも必然的に上がります。同時にトレーニングを通して体の使い方を以前よりも理解できるようになり、体の変化にも気づけるようにもなるのです。

健康ブームでトレーニングジムの数も増え、東京オリンピックの影響でボルダリングなどさまざまなスポーツの認知度も上がりました。新たなスポーツに挑戦できる環境があり、何歳でも始めることができます。体の動きにもどかしさを感じたら、老いの諦めや過度な筋トレよりもまずはボディハックです。

座椅子がないと自力では座っている姿勢を保つことも難しい方で、呼吸と前庭感覚を中心にトレーニングを3カ月続けた結果、座椅子がなくてもまっすぐの姿勢で座れるようになられたケースもあります。ヒトの体を支えているのは筋肉よりも〝脳〟なのです。脳が変われば、日々の体験は変わり、生活も人生も変えることができるのです。

コラム④

筋トレは軽々しくすべきでない？

筋肉そもそも論

酸素や栄養を代謝してエネルギーに変える生き物にとって、そのエネルギーを効率的に使えるかどうかは重要な問題です。そのため、人間の体にとってベストの動きは、効率的に体を動かす〝無駄のない動き〟です。ところが、近年、健康やダイエット、美しい体づくりのために老若男女に人気の筋トレは、本質的にはその動きに逆行する〝非効率な動き〟です。筋トレには健康維持に有効な多くの効果があり、私も日常的に行っていますが、落とし穴もあります。筋トレはあえて局所的に通常ありえないような負荷をかけることで特定の筋肉を鍛えます。このように書くとわかっていただけるかと思いますが、筋トレとは元来難易度の高い運動です。筋トレで逆に体を痛めてしまう人が多いのは、体の土台ができていないのに高度なことにチャレンジしているからといえます。

ここでボディ・スキーマを思いだしてください。発達ピラミッドの土台がグラグラしているのに、その上で特定の筋肉を発達させようとするのは、綱渡りをしながらジャグリングをするようなもの。高度なことは足場をかためてから行うべきです。

トレーニングピラミッドを無視してはいけない

「健康になりたい」「美しくしなやかな体をつくりたい」「強靭な肉体の持ち主になりたい」などなど、さまざまな目標をもって多くの方が筋トレに臨んでいると思います。その目標をかなえるためには、いきなり筋トレをして怪我をするよりも発達のステップに沿った順にトレーニングをすることが必要です。

①土台トレーニング
生命維持の大前提である呼吸とボディスキーマを鍛えます。脳と体が安心して活動し、しっかり休むためには、この大前提を盤石なものにしなければなりません。

②姿勢改善トレーニング
姿勢を直し、無意識でも正しい姿勢を保てるように鍛えます。「正しい姿勢をとれ

る」「その姿勢を安定させられる」か否かで、見た目はもちろん、体調にも影響を与えます。正しい姿勢＝フォームをとれなければ、筋トレも逆効果です。

③コアトレーニング
体幹を鍛えます。不安定な状態でも安定して正しい姿勢を保つにはしっかりとしたコアが不可欠です。

④筋力トレーニング
上記3つをクリアして初めて、正しく効果が出る筋トレを行えます。一箇所集中の筋トレよりも、全体の筋肉と関節が適切な可動域まで動くのかを確認し、体がかたいようなら、可動域を広げてあげる筋トレをしていきましょう。

⑤スポーツ
どんな状況にも対応できる脳と体ができれば、さらなるパフォーマンスの向上を求め、スポーツをしましょう。感覚刺激と脳のアップデートを続けていきましょう。

「思い立ったら筋トレ」は、①から③をすっ飛ばして行っているため、正しいフォームがとれず安定しません。負荷に耐えられないため、目的の箇所や予想外な箇所を痛める結果につながります。それで諦めたり、トレーニングから離れてしまってはすべてが水の泡です。時間がかかるように思えても、トレーニングピラミッドの順に従ってトレーニングを行えば、ステップを上がるごとに効果が上がっていきます。土台づくりから始めた方がはるかに早くゴールに到達することができるのです。

老若男女問わず全人類ができる〝ボディハック・トレーニング〟

ボディハック・トレーニングは、5つのステップを踏むトレーニングピラミッドをもとに組み立てられたトレーニングです。「呼吸」「筋肉と関節」「前庭感覚」という3つのステージがあり、それぞれに難易度や効果が異なる種目が含まれています。筋力が問題ではないので、誰でも行うことができるトレーニングです。

自宅で短時間でできるので、ぜひ続けて、脳と体の土台を固めてください。そこから理想の体を目指して、正しい筋トレをしていきましょう。

第5章

ボディハックの効果を倍増させる戦略的健康習慣

この章では、ボディハックの効果を増大・維持するために、日常生活の4つのシーンに合わせたTIPSをお伝えします。どれも健康オタクの私が毎日実践しているものです。ボディハック・トレーニングと合わせて、ぜひ実践してみてください。

運動編

体を動かす

運動指導者というと「ずっと運動をしている」イメージがあります。個人的には職業柄、確かに一般的な会社員の方々よりも体を動かしているでしょうが、実のところ、まとまった運動の時間はあまりありません。そのため、普段から次の2点を心がけています。

①体を動かす
②座り過ぎない

シンプル過ぎて呆気なく感じる方もいらっしゃるかもしれませんが、何事もシンプルなことを持続させるのが肝要。とくに常日頃更新される脳と体の関係性においてはなおさらです。とはいえ、このままでは漠然とし過ぎているため、ここから具体的な例を挙げていきます。ぜひ参考になさってください。

階段を上れば理想のスクワットが身につく

まとまった時間がない中で運動の負荷を上げることは容易ではありません。そのため、ある程度の強度があって心拍数が上がる運動を行うことが大切です。それを自然と生活の一場面に取り込んでしまえば、運動のために時間を割けなくても同じ効果が得られます。そこでおすすめなのが「階段を上る」ことと「坂道を上る」こと。どちらも心臓に適度に負荷をかけることができます。

階段を上るときに意識すべき筋肉は「ハムストリングス」（お尻と太腿のうしろにある筋肉）と「殿筋群」（お尻の筋肉）です。膝が伸びていると階段を上ることはできないので、不可避的にこの筋肉を使います。

足を鍛えるトレーニングとしてはスクワットが代表的ですが、じつはスクワットは意外にもフォームが難しいのです。立ち上がる際には、膝は内に入れず、爪先より前に出してはダメ。また、股関節より先に膝が先に伸びてしまうと太ももの前の筋肉が過剰に使われ、膝にも大きな負担がかかります。理想の立ち上がりは「お尻を前の壁へ押し出す」イメージ。

このように、自分ひとりで正しいフォームでスクワットを行うのは意外と難しいのですが、階段を上るときには誰でも自然と正しいフォームでトレーニングを行うことができるのです。

上り方のパターンを変える

階段トレーニングでは、日によってバリエーションをつけることをおすすめします。「ダッシュ」や「三段飛ばし」で階段を上ると、より大きな負荷をかけた運動になり、筋力はもちろん、姿勢の改善、瞬発力なども鍛えることができます。歩幅が広がってハムストリングスも鍛えられ、普段は刺激されにくい箇所が刺激を受けます。さらに、踊り場を挟む階段や螺旋状のものなど、階段の形状を利用すれば視覚や前庭を鍛えることもできます。

また、坂道を上るのも、後ろへ倒れないように腹筋が使われるので有効です。座りっぱなしだと腹筋がだらんと緩んでしまいます。トップアスリートやアーティストの方でも、腹筋を使っている感覚を感じ取れない場合は、坂道を上って感覚を養ってもらいます。

いつも使うエスカレーターやエレベーターを階段に変えてみるだけでも、ちょっとした脳と筋肉と関節のトレーニングの時間になるものです。日常の中で脚の筋肉を刺激し、上下に動く動作を積極的に入れていけば、ボディスキーマづくりに役立ちます。

座り過ぎない

仕事帰りの電車。「疲れているから座りたい……」という気持ち、とてもよくわかります。ですが、思い出していただきたいのが「座り過ぎが死亡原因にもなる」というお話（第1章参照）。

運動不足によって心拍数が上がらないと血管の機能が低下し、動脈硬化などの生活習慣病のリスクにつながります。〝ただ座っているだけ〟の毎日は、肥満をはじめ、さまざまな生活習慣病の要因になります。また、だらんと座っている姿勢ではお腹が緩み、腹筋・腹斜筋など、姿勢を保つためのコアの部分の筋肉が使われていません。そうなると姿勢を保てずに顔が前に出て肩凝りになってしまいます。姿勢が悪くなると、交感神経が優位になって疲れが抜けない体に……。血液循環も悪くなるため、座り仕事の方には下肢静脈瘤など下肢に血がたまることで起こる病気もあります。

さて、あなたは今日、どのくらいの時間、座り続けていたでしょうか？　7時間以上座っていたかもしれません。起きている時間のほとんどを座って過ごしているとしたら「少しでも立とう、動こう」という気持ちになりますよね。

ポモドーロエクササイズで座りっぱなしを解消する

そこでおすすめなのが「ポモドーロエクササイズ」です。トマトの形をしたキッチンタイマーが名前の由来で、25分集中＋5分休憩という時間管理術〝ポモドーロテクニック〟を利用する方法です。

「ポモドーロエクササイズ」では、25分座った状態が続いたら5分休みを入れます。席を立てばOKです。ベストなのは階段の上り下りやオフィスでできるエクササイズ。そこまでの余裕がなければ、トイレへ行く、飲み物を取りに行くなどでもよいです。席を立つのも難しい状況ならば、座ったままの姿勢で遠くを見てボーッとするだけでもリフレッシュになります。

デスクワークのながらエクササイズ

〝死ぬほど座っている〟が冗談にはならない現代。「とにかく立つ！　座らない！」くらいの気持ちの方が健康的にも思えます。しかし、どうしても長時間座っていなくてはいけないときもあることでしょう。「オフィスでエクササイズはちょっと恥ずかしい……」「うちはそういう雰囲気じゃないから」という場合におすすめなのが、こっそりできる呼吸のエクササイズとふくらはぎエクササイズです。できそうなものをぜひ試してみてください。

ポモドーロエクササイズ

座って25分間作業をしたら、5分間以下の行為を行う

Level 1	座ったままでOK。 目を閉じる、あるいは遠くを見てボーッとする
Level 2	席を立って少し歩く
Level 3	階段の上り下り／セラタススクワット／ デッドリフト／シングルレッグタッチ

①座ってベリーリフト
・口から5秒間息を吐き、腹筋を使って鳩尾《みぞおち》を背中へ押しこむように背中を丸め、5秒間息を止め、鼻から5秒間背中が自然と広がるイメージで息を吸う×5回

②座ってふくらはぎをトレーニング
・かかとの上げ下げ×20回
・つま先の上げ下げ×20回
・両足浮かし：背を少し丸めて足を浮かした状態で5秒キープ×10回↓足全体の筋肉と腹筋を同時に使う
・かかとを床につけて動かさないまま、お尻方向へ引くイメージで下肢に力を入れて10秒キープして、一瞬脱力×10回↓太ももの裏側と腹筋を同時に使う

やっぱり運動をして取り戻すのがいちばん

座りっぱなしが続く生活で健康体であるためには、息が少し上がる程度の運動を週

5日、あるいは週末に150分／週を目安に行うのがベストです。［※注］忙しいと毎日30分の時間をつくるのは難しいでしょうから、朝5分、夜5分の計10分でもよいので運動をしましょう。階段や坂道をつかい、電車の座席は譲って立つ。ちょっとした工夫と小さな決心だけでも健康にぐっと近づくことはできるのです。

睡眠編

睡眠10カ条

どれほど栄養をしっかりとって運動を頑張っても、睡眠不足では台無しです。よく眠れない経験は私にもあり、いろんなものを試した結果「睡眠10カ条」を発見しました。いまでは目覚まし時計も不要なほど、きっちりとした睡眠を手に入れています。
睡眠にお悩みの皆さんに私が実践している10カ条をお伝えします。

［※注］アメリカ医師会（JAMA）,2017

①起床・就寝時間の固定

朝起きたら20～30分間、光を浴びて体内時計をリセットします。体は睡眠時間を覚えるので、同じ時間帯に起きて眠るという生活リズムをつくりましょう。

②朝食は「主食・主菜・副菜・汁物」

朝食メニューのベストバランスは「主食・主菜・副菜・汁物」。たとえると「ごはん＋肉／魚＋青菜のおひたし＋味噌汁」といった組み合わせです。

タンパク質に含まれるアミノ酸からは、眠りに必要とされるメラトニンの元であるセロトニンがつくられます。また、味噌汁など温かいスープをとると内臓など内側の体温を上げることができ、夜になると眠くなるようにしてくれます。

③1日1回は外出する

日中は交感神経優位、夜は副交感神経優位な状態に移るサーカディアンリズムを、外出・帰宅によってつくり、夜は休むことを体に教えてあげます。

④光を調整する

光は体内時計に影響するのでとくに要注意です。20時以降は、徐々に電気を暗くしていき、体を休息モードへ誘導してあげます。スタンドランプや床置きのランプなどを利用すると簡単です。また、ライトの色も変えていきます。色温度（ケルビン数）とも呼ばれ、日中は白色、夜は暖色がよいとされています。デバイスによってはスクリーンの色温度を時間帯で変えられる設定もあります。

⑤カフェイン量に注意

コーヒーは1日3杯まで。理想は飲むなら午前のうちに。

⑥就寝3時間前に食事終了

胃に食べ物が残っていると消化のために胃に血が集まり、中心部の体温が下がりにくくなり、就寝に影響が出ます。

⑦就寝2時間前の入浴

食事と同じくお風呂も体の内側の体温を高めます。入浴直後は寝るには体温が高過ぎ、3時間も経つと冷え切ってしまいます。理想は90分と言われているため、就寝2時間前にお風呂に入ると気持ちよく眠れます。

⑧眠くなったらベッドへ

睡眠リズムをつくるにはルーティンが大事。たとえ翌朝が早くても眠気がないならベッドに入りません。リズムができれば自然と毎日同じ時間帯に眠くなります。

⑨マイトリガーを見つける

トリガーとは「引き金」という意味。寝る前の儀式をつくることです。私は横になって難しい医学書を開くと10分で眠たくなります。脳が睡眠プログラムとして記憶・実行してくれるまで決まったパターンを繰り返せばトリガーになります。心配事で眠れない人は「眠る前に紙に書きだして安心して忘れる」を儀式化するとよいでしょう。

⑩寝る前に呼吸のエクササイズ＋カウントする

「リラックス」効果のあるエクササイズで体をOFF状態にします。マイトリガーがまだ決まらず、つい考え事をしてしまうという方には「カウント」がおすすめです。「羊の数を数える」のは世界中で見られるものですが、あれこれ考え込んでしまうことを妨げ、脳の活動を休ませるという意図があります。

あれこれ考えてしまう状態は「マインドワンダリング」と呼ばれ、脳全体の60〜80％ものエネルギーを使っている状態なのです。脳も体もしっかりOFFにしましょう。

口呼吸を防ぐお助けアイテム「口テープ」

第1章で口呼吸が健康によくない話をしました。それでも、夜眠っている間は意識的にコントロールできず、口が乾いて眠りが浅くなり、目が覚めてしまうこともあると思います。睡眠中の口呼吸は雑菌が入るだけでなく、血液中の酸素の数値が減り心拍数が上がることもあるため、鼻炎やいびきの問題がない方には口テープをおすすめします。鼻炎やいびきの問題は、アレルギーや骨格によるものである可能性もあるため、耳鼻科で相談して治すようにしましょう。

さまざまなテープを試した結果、私のベスト口テープはニチバンの「低刺激ばんそ

う膏 スキナーゲートメッシュ」です。はがれづらいけれど肌が荒れることもなく、気にならないつけ心地です。もちろん個人差はあるので、マイベスト口テープを探してみてください。

口テープをつけるとストレスを感じるなど抵抗感のある方におすすめなのは、今井一彰先生が提唱されている「あいうべ体操」です。[※注] 1カ月続けたら寝起きがすこぶるよくなったというお話もクライアントから伺います。1日30回、口を「あ」「い」「う」と過剰に大きく動かし、最後に「べー」と舌を思い切り出します。この運動によって舌が鍛えられ、スポットに収まりやすくなります。

睡眠中に音が気になる方は耳栓を。目を閉じても明るさが気になるという方はアイマスクではなく環境の方を調整しましょう。アイマスクをすると太陽がのぼってくるのを自然と感知できないのでおすすめしません。

[※注]『自律神経を整えて病気を治す! 口の体操「あいうべ」』今井一彰 著（マキノ出版）

食事編

大切なのは、酸素、そして〝水〟

陸地に生きる人間もそのルーツは海にあります。私たちの体も半分以上が水でできています。生まれたばかりの赤ちゃんの水分量は約80%、年齢を重ねるにつれて水分量は減っていき、成人男性で約60%(女性は約55%)、高齢者は約50%と言われています。体重70kgの成人男性ならば、体内の水分量は42リットルにもなります。

体内の水というと、すぐに思いつくのは血液や尿などだと思います。しかし、体内の水分の約3分の2は細胞の中に存在し、残りが血液などの細胞外の水分として使われています。それらの水分は栄養を運び老廃物を排出する代謝や、体温調節などにおいて重要な働きをしています。そのため、この水分量が変わらず一定であることが大切です。

最低でも1日1・5リットルは飲もう

水分は老廃物以外にも呼吸や粘膜から蒸発して体内から失われていきます。そのため、こまめに水分を摂取する必要があります。年々、暑くなる夏は脱水症の喚起がよくされるようになりましたが、暑くはない季節もかくれ脱水をしやすいと言われています。喉の渇きを覚えなくても、意識的に水を飲むようにしましょう。目安は1日に1・5〜2リットル。少なくとも大きなペットボトル1本分は飲み干すイメージです。

おすすめの水分の摂り方は、朝・昼・晩にそれぞれ500ミリリットル程度を飲む方法です。朝起きたら500ミリリットル。寝る前に500ミリリットル。コップなら2杯と少し、マグカップなら2杯くらいの量です。日中は500ミリリットルのペットボトルを少しずつ飲む。これだけで1日に必要な量を摂取することができます。

「よくコーヒーやお茶を飲むから大丈夫」と思う方もいるでしょうが、利尿作用のある飲み物を口にする際は水も一緒に飲むとよいでしょう。とくに注意が必要なのはアルコール。利尿作用にくわえ、アルコール分解に体内の水分が使われます。1リットルのビールを飲んだら体から失われるのは1・1リットル。アルコールを飲むときは少なくとも同じ量の水を飲むようにしましょう。二日酔いの対策にもなります。

また「水を飲み過ぎると逆に体に悪いのでは？」と心配になる方もいるかもしれません。一気に大量の水を飲み過ぎると腎臓の処理が追いつかず、ナトリウム濃度が下がって引き起こされる「水中毒」で下痢や嘔吐、浮腫などの症状が現れることがあります。しかし、１時間以内に１リットル以上の水を飲み干してしまう、４リットル以上の水分を摂取するといった状況は滅多になく、そのようなときは他の病気や熱中症などが疑われます。通常の生活の中ならば、時間をかけてゆっくり飲んでいけば、なんの心配もありません。

また女性はとくに浮腫みやすさから水分を控えがちになる方もいらっしゃるかもしれません。すでに水分量が足りない状態で浮腫んでいるのならば、胃腸の消化や代謝を改善すると本来の体の機能を取り戻して浮腫みが軽減されることもあります。水分は体にとって必要なものなので、呼吸のアップデートで細胞を活性化させるボディハックと合わせて体を整え、しっかり水分も吸収できる体にしましょう。

「ま・ご・わ・や・さ・し・い」を食べよう

２０１３年に和食はユネスコ無形文化遺産に登録されました。登録理由の１つは、一汁三菜という理想の栄養バランスをかなえる食事のスタイルです。朝食に味噌汁や温かいスープをとると体の中の体温が上がるとお話ししたように、一汁三菜は健康の面で理にかなっているのです。

忙しい現代人の食生活は乱れ気味で、主食（ごはん）と主菜（肉）でおしまいにしてしまいがちで、一汁三菜離れが進んでいます。しかし、コンビニでもお惣菜が買えるようになったいまこそ、一汁一菜のメリットである〝栄養の黄金バランス〟を誰でも簡単に毎食とれるようになりました。この黄金バランスこそが「まごわやさしい」。7品目の頭文字をとった言葉です。それぞれを見ていきましょう。

・「ま」＝豆類

納豆や豆腐、油揚げ、味噌などの大豆製品、黒豆や小豆などの豆類は、植物性タンパク質が含まれており、世界中で注目されています。1日に必要なタンパク質の摂取量は肉だけでも摂れますが、バランスを考慮すると健康的でないので、植物性を取り入れるとよいでしょう。豆類やその加工食品を一緒に食べることで、消化への負担を減らしながらタンパク質を摂取することができます。

・「ご」＝ゴマをはじめとした木の実類

ゴマは、活性酸素を防ぐ抗酸化栄養素が含まれていることから、アンチエイジング食材として近年、注目を集めています。くるみや松の実などの木の実は、タンパク質やミネラル、脂質が多く含まれています。敬遠されがちな脂質は、肌の乾燥を防いだりと、必要な栄養分でもあります。一時期「ナッツダイエット」が流行しましたが、食物繊維が豊富で代謝に必要なビタミンB群も多く含まれていることが流行の理由でした。

・「わ」＝わかめなど海藻類

わかめや海苔、昆布、ひじきなどの海藻類は、ミネラルや鉄分が豊富に含まれた食材です。新陳代謝を活発にしてくれる働きがあります。日本人に不足しがちなマグネシウムが摂れるというのも大きなメリットです。マグネシウムは体のエネルギーをつくりだすために必須のミネラルで、これが不足すると、疲労、頭痛、高血圧、冷え、便秘、生理痛などにつながります。

・「や」＝野菜

野菜にはビタミンやミネラルが多く含まれています。健康的な肌をキープし、免疫力アップの効果も期待できます。また、弱酸性が基本の腸は、肉などタンパク質を摂るとアルカリ性に傾きます。野菜を食べると酸性に傾くため、腸内を弱酸性へと戻してくれるのです。そのため、タンパク質は野菜とセットで食べるとよいでしょう。

・「さ」＝魚、肉などの主菜

肉、魚、卵、大豆製品が主菜となるのは、タンパク質を多く含む食品だからです。タンパク質は、生命維持に欠かせない三大栄養素の1つ。体をつくる主要成分であり、エネルギー源でもあります。肉には体内では合成されにくい必須アミノ酸が含まれています。貧血予防や代謝アップ、集中力アップが期待できる栄養成分もあります。魚は、血液をサラサラにしてくれる働きやＤＨＡによる脳細胞の活性化、カルシウムの摂取を期待できます。

お肉は、鶏肉がおすすめです。とくに、胸肉には疲労回復に効果が認められているイミダペプチドが豊富に含まれています。

・「し」＝椎茸などのキノコ類

椎茸や舞茸、なめこといったキノコ類には、食物繊維やミネラル、ビタミンが多く含まれています。また、カルシウムの吸収を助けるビタミンDも含まれているため、一緒に食べる他の食材の栄養効果を高めてくれます。三大旨味成分の1つは椎茸からとれる出汁なので、美味しいものを食べることによる満足感も上がる食材です。

・「い」＝芋類と稲類

ジャガイモやサツマイモ、里芋といった芋類は、食物繊維や炭水化物、糖質、ビタミンCを豊富に含む食材です。また、白米に代表される稲類の中でも、玄米は芋類と同様に食物繊維やビタミン、ミネラルが豊富で、腸内環境を整える効果があります。医学的にはまだ研究段階にありますが、腸内環境が整うとお腹や肌の調子が良くなるだけでなく、免疫力も上がると言われています。また、「脳腸相関《のうちょうそうかん》」と言われるように、自律神経やホルモンにもよい影響を与えると考えられています。

細胞レベルで元気になる

〝飽食の時代〟と言われるほど多種多様な食べ物を楽しめる現代ですが、たくさん食べても栄養の偏りのせいで細胞レベルでは栄養失調になりがちです。「まごわやさしい」を心がけて食事を摂るようにすると、自覚のない栄養の偏りも解消されます。

毎年、冬になると風邪を引くクライアントが、水分摂取と食事の栄養バランスを改善し、ボディハック・トレーニングを行ったら風邪を引かなくなったということもあります。糖質が偏り気味の生活で便秘と肌荒れに悩んでいた方も毎食に「まごわやさしい」を取り入れた結果、トラブルが改善しました。水分・食事を改善しないと、細胞が働く元気を維持できないため、せっかくボディハック・トレーニングを続けていただいても効果が出ない可能性もあります。

また、食事は〝栄養素を摂る〟面だけでなく、食感や味の違いといった〝食べている〟情報を脳に与える行為でもあります。脳が元気になれる水分量と食事を摂り、ボディハック・トレーニングで活性化させ、不調知らずの体をつくりましょう。

冒険編

同じ刺激を送り続けても、あまり意味がない

単調な日々の繰り返しは、刺激が偏ってしまうだけでなく、集中力も欠けてしまいます。仕事や作業に没頭すると達成感を得られますよね。じつは、気持ちの面だけでなく、集中することで脳が活性化されるというメリットも得られます。普段はしないような行動をとると、脳の中にあるボディマップの空き地になっていた番地が刺激されるからです。

「感覚システムにバリエーションを増やす」ことを目的に、ちょっとした変化を日常にもたらせば気分転換になるだけでなく、脳が活性化して結果的に心身のパフォーマンスが向上します。

ちょっとした冒険が脳トレになる

新しい体験は人生を豊かにしてくれますが、立派な脳トレにもなってくれます。ここでは意外な脳トレの一例をご紹介します。

・海外旅行をする

見慣れない風景と香り、知らない言語をはじめ、五感すべてに〝初体験〟をもたらしてくれるのが海外旅行です。すべてが慣れない環境のなか手探りで楽しむ時間は常に集中力も求められます。スリルもあるでしょうが脳は大忙し、達成感もひとしおです。

・地図を見ないで街歩き

方向音痴の人は決して手放せないスマホの地図ですが、地図を見ないで目的地に向かえば同じ道中でも脳の働き方はまったくの別物になります。店舗の並びや標識を見たり、アナウンスを聞いたりしながら感覚情報を頼りに頭を使って道を歩けば、新しい発見の連続です。

・普段食べないものを食べてみる

食事は保守的になりがちです。好みの味、つくりやすいもの、見知ったお店に通って安心して食べられるものを食べてしまいます。だからこそ、嫌いだと思い込んでいる食材、つくったことのない新メニュー、行ったことのないお店で新しい味を試すことは、感覚と認知のバリエーションを増やしてくれます。失敗してもそれもまた脳にはプラス。よいお店やメニューを見つけられたら儲け物です。

・新しいジャンルを試して趣味を広げてみる

普段は観ないような映画や聴かないような音楽に挑戦してみる、お菓子づくりやパンづくりを始めてみる、美術館や映画館に足を運んでみる、などなど。普段の息抜きや楽しみとなっている趣味も少し広げてみると、脳にとっては新しい刺激となります。どんどん冒険していきましょう。

「日常のちょっとした心がけ」リスト

日常のワンシーンにフォーカスしても、少しの工夫で〝いつもと違う〟行動に変えることができます。ちょっとした冒険をする時間や余裕がないという方にもおすすめです。ぜひ試してみてください。

①通勤時や帰宅時にいつもと違う道を通ってみる
②利き手と反対の手で歯を磨いたり、食事をする
③1日1回、エスカレーターを階段に変える
④食事中はスマホやテレビを見ずに、味わって食べる
⑤話したことがない人と話をしてみる

コラム⑤

体が柔らかいのは、はたしていいこと？

適切な関節の可動域は決まっている

両足を左右や前後にまっすぐ伸ばして開く〝開脚〟。一度は誰もが憧れ、「特技は開脚です！」と聞いたことがあるかもしれません。数年前には開脚の書籍がベストセラーになり、ブームになりました。バレエやダンスなどでも、開脚ができるとより美しく技が決まったりします。

しかし、本来のヒトの暮らしの中で180度も足を開く活動はありません。関節には適切な可動域というものがあります。「体が柔らかいと怪我をしにくくなるから開脚ができるくらいになりたい」という声もありますが、じつは可動域が広がり過ぎてしまうとむしろ怪我の元になります。なぜなら筋肉や関節の感覚が鈍ってしまい、その関節のコントロールがしづらくなるからです。それでは運動不足で鈍った体のように、スポーツをしている中で適切な姿勢をとれずに怪我をしてしまう可能性もあります。

「ストレッチ＝怪我予防」とは限らない？

「でも、徒競走の前にふくはぎを伸ばすストレッチをするように教えられたけど？」と疑問に感じる方もいらっしゃるかもしれませんね。これ、じつは現在では推奨されていません。運動の前に筋肉や腱を伸ばすストレッチをすると、伸びきった状態の筋肉や腱で跳ねたり衝撃を受けたりすることになります。伸びきってこれ以上伸縮できないゴムを無理やり伸ばそうとすれば切れてしまいます。それと同じで、伸びきった筋肉や腱では運動時には怪我につながりやすくなります。関節も同じで、ネジを緩め過ぎてしまえば、衝撃に耐えられずに歪んでしまったり外れてしまったりします。

動作に適した関節の動きを決めるのは脳です。筋肉が伸びるときにセンサーが動いて関節の位置や動きを理解します。つまり、脳が理解した範囲がその関節の可動域になるのです。かた過ぎるとボディマップは欠けてしまい、やわらか過ぎると感度が下がってしまうのです。

関節が開き過ぎると、筋肉の感覚が鈍磨し、感覚刺激が減少！

もちろん、可動域のすべてを脳がしっかりと理解し、アウトプットにもつなげられているのなら問題はありません。広い可動域を求められるスポーツもあり、フィギュアスケーターや体操の選手などを見ても、開脚や背中をしならせる姿勢をとっても怪我がないようにしっかりとトレーニングとその後のケアをしています。

こうした運動のためではなく、過剰に関節を開くためにストレッチをする方はルーティンで同じ箇所に集中してしまいがちです。広げた可動域を日常的に使っていればよいのですが、そうでないと使っていない部分はコントロールがきかずに怪我をしてしまいます。普段は時速60㎞の車がいきなり時速200㎞を出したら暴走してしまうイメージと同じです。毎日のストレッチが日課なら、広げた可動域まで関節や筋肉を日常的にしっかり使うようにしてください。

基準は前屈で〝つくか、つかないか〟

ハムストリングスに関していえば、前屈して「指がつま先につく」くらいが正常の可動域です。「まったくつきそうにない」方は体がかたく、ボディマップがぼやけている可能性があります。「ぺったりと床に手のひらがつき、脚のうしろに張りも感じない」方は感覚が鈍麻しています。負担をかけ過ぎてしまい、張りを感じられない箇所の筋肉は緩んでしまっている状態だと考えられます。

ストレッチが必要なのは「手が届かない」「伸ばすと痛い」という場合です。筋肉や関節を動かすことは脳へのインプットであり、脳からのアウトプットです。動きの一つひとつが脳への情報になっていることを考えながら体を動かしてみましょう。

目的なくして可動域を広げるのはダメ

鈍った体で怪我をしやすい、不調がある。それを改善したいのであれば、関節の可動域は筋肉が動くことのできる範囲で十分です。それ以上に動いてしまうと関節の構造に関わるため、目的から逸れてしまいます。

柔軟性信仰は根強く、ストレッチを日課で行っている方から「姿勢をよくしたい」からと、相談を受けたこともあります。しかし、過剰なストレッチや極度の柔軟性は筋肉の感度を落とすため、「姿勢をよくしたい」という目的の弊害になってしまいます。ストレッチを行うのならば、まずはその目的を明確にしましょう。日常レベルで必要なものか。自分の力で無理せず開ける範囲か。そして、その目的を達成するためには「どこの筋肉を鍛え、どこの関節をどの程度開けるようになればよいのか」を考えてみましょう。

理想の体づくりを目指すうえで、筋肉や関節がかたい人は目標とする可動域まで伸ばしたり広げたりすることができます。ところが伸びきってしまうと、靭帯や関節に問題がある可能性もあり、なかなか戻すことはできません。過剰に可動域を広げると筋肉や靭帯の損傷にもつながり、痛みによって動かさなくなってしまい、かえって柔軟性を失ってしまうこともあります。

何事も〝過ぎたるは及ばざるがごとし〟。脳と体に本当に必要なものを知り、適切な範囲でストレッチやトレーニングを行うことが基本であり、ベストなのです。

おわりに

『疲れない体を脳からつくる ボディハック』をお読みいただき、まことにありがとうございました。

本書でご紹介した内容は、多くのヘルスケアプロフェッショナルの下に足を運んだり、国内外の論文や専門書を読み込んだりして手に入れた、私の学びの結晶です。実際にこれまで多くのクライアントにボディハック・トレーニングを受けていただき、肩こりや首こり、姿勢、膝や肩の痛み、慢性疲労、不眠の改善など、さまざまな体の変化を実感していただいています。

トレーナーとして活動を始めて10年以上が経ったいまでこそ、多くの方のお力になれてはいますが、これまでの歩みは順風満帆だったわけではありませんでした。

クライアントの期待に答えることができず、苦い思いをしたことも数え切れません。いまでもそうした時期を思い出し、「いまあのときに戻れたら、よりベターなサポートができたのではないか」と考えてしまうこともあります。しかし、行き詰まったときにこそ「学びを深め、実践する」ことを繰り返し、今日まで歩んできました。

もともと学ぶことが好きという性分ではありますが、クライアントの喜ぶ顔が見れる、あの瞬間に立ち会いたいという気持ちが、私を動かしてきたと思っています。

本書でご紹介した内容は、今日現在において私がクライアントの喜びにもっとも貢献できる方法だと信じて、実践しているものばかりです。

きっとあなたの体をよりよい方向へ導く手助けになると思います。

とはいえ、医学の世界、トレーニングの世界は日進月歩。日々、情報が新しくなっていきます。今後、ますます人体の神秘は解き明かされていくでしょう。ひょっとしたら、本書で綴ってきた内容も数年後には古くなっているかもしれません。

私自身も変わらず日々学びを続けて、クライアント、そして自分や大切な人の健康を守っていけるよう精進していきたいと思います。

２０２０年現在、コロナウィルスの影響で社会の在り方も大きく変わろうとしています。リモートワークが浸透し、時間に余裕が生まれるなどのメリットもありますが、「あまり外出しなくなった」「歩かなくなった」というデメリットも目立っています。

外出、歩行すら減少していく社会では、脳と体のバグはより悪化していくでしょう。そんな中で、本書がみなさんの健康維持のお役に立つことを切に願っています。

最後になりましたが、執筆の貴重な機会をいただき、本書の制作に1年半以上携わっていただいた矢作奎太さんはじめ、株式会社イースト・プレスの皆さん、ライティングでご協力いただいた八鳥ねこさんに心から感謝を申し上げます。

また、執筆に集中できる環境づくりをしてくれた社のメンバー、多岐にわたるヘルスケアの知識を日々学ばせていただいている専門家の方々、そしていつも体を気遣ってくれる妻にもこの場をお借りして深く感謝を伝えさせていただきます。

私一人では決してこのような素晴らしい作品をつくることはできませんでした。

本書が一人でも多くの方々の手に届き、この激動の社会を健康に、そして幸せに生きるための一助になれば、これ以上に嬉しいことはありません。

2020年7月　鈴木孝佳

主な参考資料（順不同）

『新しい呼吸の教科書』森本貴義・近藤拓人 著（ワニブックス）
『体幹・呼吸トレーニング　呼吸から身体のコアを変える！』高橋忠良・村上貴弘 監修（朝日新聞出版）
『トップアスリートが実践　人生が変わる呼吸法』パトリック・マキューン 著、桜田直美 訳（かんき出版）
『勝者の呼吸法 - 横隔膜の使い方をスーパー・アスリートと赤ちゃんに学ぼう！』森本貴義・大貫崇 著（ワニブックス）
『「呼吸力」こそが人生最強の武器である』大貫崇 著（大和書房）
『カンデル神経科学』金澤一郎・宮下保司 監修（メディカルサイエンスインターナショナル）
『リハビリテーションのための脳・神経学入門』森岡周 著（協同医書出版社）
『神経科学―脳の探求』Mark F.Bear・Michael A.Paradiso・Barry W.Connors 著、加藤宏司ほか 訳（西村出版）
『ペインリハビリテーション』松原貴子・沖田実・森岡周 著（三輪書店）
『機能神経学 I 感覚・運動系』大場弘 著（大場徒手医学研究所）
『脳と運動 第2版 ――アクションを実行させる脳――』丹治順 著（共立出版）
『脳の中の身体地図――ボディ・マップのおかげで、たいていのことがうまくいくわけ』Sandra Blakeslee・Matthew Blakeslee 著、小松淳子 訳（インターシフト）
『カパンジー機能解剖学 III 脊椎・体幹・頭部 原著第7版』A.I.Kapandji 著、塩田悦仁 訳（医歯薬出版）
『「脳の栄養不足」が老化を早める！』溝口徹 著（青春出版社）
『脳がクリアになるマインドフルネス仕事術』川野泰周・柳内啓司 著（クロスメディア・パブリッシング）
『薬に頼らず家庭で治せる発達障害とのつき合い方』Dr.ロバート・メリロ 著、吉澤公二 訳（クロスメディア・パブリッシング）
『最高の体調』鈴木祐 著（クロスメディア・パブリッシング）
『最強の栄養療法「オーソモレキュラー」入門』溝口徹 著（光文社）
『疲労も肥満も「隠れ低血糖」が原因だった！』溝口徹 著（マキノ出版）
『分子栄養学のすすめ（健康自主管理システム1）』三石巌 著（阿部出版）
『世界一シンプルで科学的に証明された究極の食事』津川友介 著（東洋経済新報社）

PRI　https://www.posturalrestoration.com/japan/home
Buteyco Method　https://buteyko.info
Z Health　https://zhealtheducation.com
FMS　https://www.functionalmovement.com
小松式ビジョントレーニング（ドイツビジョン）　http://eyex.co.jp/vision_training/
日本栄養コンシェルジュ　http://nutrition-concierge.com
一般社団法人 日本睡眠教育機構 JSES　https://jses.me
『山本義徳 業績集』1〜4

疲《つか》れない体《からだ》を脳《のう》からつくる
ボディハック

2020年8月5日　第1刷発行

著　者	鈴木孝佳《すずきたかよし》
ブックデザイン	金澤浩二
編集協力	八鳥ねこ（konoha）
イラスト	内山弘隆
動画撮影・編集	藤野涼太
校正校閲	近藤雄生
本文DTP	小林寛子
カバー・表紙・本文写真	©iStockphoto.com/magicmine
編　集	矢作奎太
発行人	北畠夏影
発行所	株式会社イースト・プレス
	〒101-0051 東京都千代田区神田神保町2-4-7久月神田ビル Tel.03-5213-4700／Fax.03-5213-4701 https://www.eastpress.co.jp
印刷所	中央精版印刷株式会社

ISBN 978-4-7816-1900-2　C0030